쓸모 많은 뇌과학 · 12

다이어트의 뇌과학

HOW TO LOSE WEIGHT FOR THE LAST TIME

copyright © 2022 by Katrina Ubell, M.D.
All rights reserved.
Korean translation copyright © 2025 by HYUNDAEJISUNG
Korean translation rights arranged with Claire Roberts Global Literary Management and
Salky Literary Management through EYA Co. Ltd.

이 책의 한국어판 저작권은 EYA Co.,Ltd를 통해
Claire Roberts Global Literary Management and Salky Literary Management와
독점 계약한 현대지성이 소유합니다.
저작권법에 의하여 한국 내에서 보호를 받는 저작물이므로
무단 전재 및 복제를 금합니다.

요요 없이 평생 유지하는 뇌과학 기반 다이어트 혁명

다이어트의 뇌과학

카트리나 우벨 지음 | 장혜인 옮김

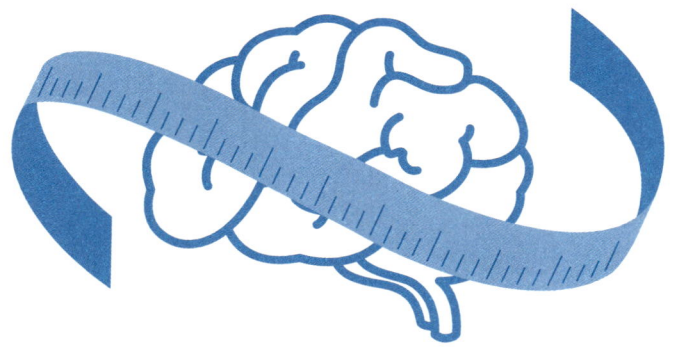

HOW TO LOSE WEIGHT FOR THE LAST TIME

현대
지성

추천의 글

체중 감량과 평생 가는 행동 변화를 가능하게 하는 과학적이고 안전한 지침을 찾는 이들에게 힘이 되어줄 필독서

— **제이슨 펑** · 의학박사, 『비만코드』 저자

비만의학 전문의인 나도 70킬로그램을 감량한 적이 있다. 그래서 다이어트에 관해서라면 모르는 게 없다고 생각했다. 카트리나 우벨을 만나기 전까지는.
그를 통해 나는 수년간 나를 괴롭혀온 잘못된 음식 이야기에서 벗어났고, 처음으로 평화를 경험했다. "할 수 있다, 없다"를 오가며 음식 강박에서 헤어나지 못하는 분이 있다면, 이 책이 당신의 인생을 바꿔 줄 것이다. 우벨의 조언은 음식에서 자유로워지고 다이어트를 평생 지속하는 진짜 열쇠다.

— **젠 컨스** · 의학박사, 미국비만의학협회 전문의

저자는 다이어트를 의지의 문제가 아닌 신경생물학에 근거한 문제로 본다. 그는 음식에 대한 생각, 습관, 감정을 다루는 실질적이고 과학적인 도구를 제시한다. 평생 가는 다이어트를 원한다면, 이 책이 그 시작이다.

— **벤저민 하디** · 조직심리학자, 『퓨처 셀프』 저자

들어가며

나도 몰랐던 나의 몸: 과체중 의사의 다이어트

'과체중 의사'라니, 정말 부끄러운 일 아닌가?

의사라면 자기 몸 하나쯤은 잘 챙길 거라고들 생각한다. 하지만 여기에는 사람들이 잘 모르는 진실이 하나 숨어 있다. 사실 의대에서는 "건강한 체중 관리법"이나 영양학에 관해서는 거의 가르치지 않는다. 나는 1,000명이 넘는 의사를 만난 끝에, 건강한 식생활을 진정으로 알고 있는 의사가 드물다는 것을 깨달았다. 의사들은 질병을 치료하는 일에는 전문가일지 몰라도, 정작 자신의 식습관은 제대로 챙기지 못하는 경우가 많다.

2017년 '의료인 건강조사'에 따르면 미국인 의사의 63퍼센트가 과체중 또는 비만이었다. 2012년 조사에서도 간호사의 55퍼센트가 체중 문제를 안고 있었다. 이는 미국인의 69퍼센트가 과체중 및 임상적 비만이라는 통계와 별로 다르지 않은 결과다. 나 역시 소아과 의사로 일하면서 18킬로그램을 오르내리는 요요 현상을 겪었다. 그러면서도 북적이는 진료실에서는 마치 모든 답을 알고 있다는 듯 환자의 부모에게 식단 관리를 놓고 조언했다. 그러나 내가 권한 식단은 정작 내 식습관과는 너무 달랐다. 부끄러움과 혼란이 점점 깊어졌다.

아이의 설탕 섭취를 줄이라고 조언하면서도, 나는 밤마다 TV 앞에서 메이플 리프 쿠키를 한 상자씩 배가 아플 때까지 먹어댔다. 가족 모두가 채소를 충분히 섭취해야 한다고 말하면서도, 퇴근 후에는 스파클링 와인 한두 잔에 팝콘만 먹기 일쑤였다. 저녁 식사 후 남편이 아이들을 재우러 가면, 나는 몰래 찬장에서 크래커와 초콜릿 칩을 꺼내 먹었다.

식욕 조절은 늘 힘들었고, 늘어난 체중은 내 은밀한 수치심을 공공연히 드러내는 증거 같았다. 건강한 삶의 본보기가 되어야 할 내가 과식을 멈추지 못한 채, 무너져가고 있다는 사실을 인정할 수밖에 없었다.

내가 오랫동안 벌여온 음식과의 투쟁에 관해 이야기하면, 다른 여성 또한 비슷한 경험을 털어놓는다. 우리는 성장하며 어른들에게서 모순된 메시지를 받아왔다. 나를 찾아온 한 고객은 과체중이라는 이유로 고작 여섯 살 때 어머니 손을 잡고 체중 관리센터인 웨이트와쳐스Weight Watchers에 간 적이 있다고 말하면서, 착한 일을 하면 어른들이 상으로 막대사탕이나 간식을 주었던 기억도 떠올려냈다. 또 다른 고객은 어린 시절 갑작스레 어머니를 잃었는데, 비통에 잠긴 아버지가 그 소식을 전하며 건넨 것이 아이스크림이었다고 했다. 그때 그는 음식으로 고통스러운 감정을 달래는 법을 배웠고, 그로 인해 지금까지도 체중 문제와 씨름하고 있다.

우리는 지루함·슬픔·실망·스트레스에 대처하기 위해 먹는다. 많은 이가 삶의 끝없는 요구를 마주한다. 의사인 나는 환자의 요구가 최우선이고 내 필요는 무시해도 된다고 배웠다. 늘 그래왔다. 수술실에서든 바쁜 진료실에서든, 내 배고픔 따위는 중요하지 않았다. 나뿐만 아니라 의사들은 언제나 자신의 건강과 행복을 뒤로하고 환자의 건강만을 위해 질주하듯 일한다. 체중으로 고민할 때면 내 몸이 마치 남의 것처럼 낯설게 느껴졌다. '몸은 이렇게 작동하는구나' 하고 외우면서도, 그 몸이 내 것일 거라곤 실감하지 못했다. 인슐린 저항성, 암 같은 질환은 그저 시험을 위한 정보일 뿐, 내 삶과는 무관하다고 믿었다. 젊고 건강했으니까.

나만의 다이어트 방법을 찾기 전까지 나는 평생 체중 관리 대상자가 될 뻔했다. 나는 촘촘하고 확실한 계획과 달성할 목표만 주어지면 바로 달려드는 성격이었다. 살을 빼는 데는 종종 성공했지만 유지한 적은 한 번도 없었다. 체중 유지란 내게 너무나 먼 이야기였다. 예전의 식습관으로는 절대 돌아가지 않겠다고 아무리 다짐해도 점차 통제력을 잃고 결국 체중은 원래대로, 때로는 그보다 더 늘어났다. 18킬로그램을 오르내리는 데 쏟은 시간만 따져봐도, 평생을 허비했다는 말이 과장은 아니다.

음식을 충분히 먹었다고 만족한 적도, 이 정도 체중이면 잘 감량했다고 만족한 적도 전혀 없었다. 옷장에서 가장 큰 바지를 꺼내 입으면서도 단추가 채워지지 않을 때면 수치심이 밀려왔다. '또 이렇게 되고 말았구나.' 견디기 힘든 배고픔을 참아가며 스키니 바지를 다시 입을 때까지 고군분투해야 했다. 바지가 맞기만 하면 평소의 식단으로 돌아가리라 믿었다. 그 '평소의 식단'이 다시 요요를 부를 거란 사실은 애써 외면한 채. 그렇게 악순환은 계속되었다.

막내를 낳고 나서도, 모유 수유 중에도, 늘 하던 다이어트 방법으로 임신 중 도넛과 M&M 초콜릿을 먹느라 쪄버린 살을 어떻게든 뺄 수 있었다. 이번에야말로 확실히 살을 빼리라, 반드시 해내리라 믿었다. 하지만 구체적 실천이 뒷받침되지 않은 약속이 늘 그렇듯, 임신으로 찐 살을 빼자마자 요요 현상은 어김없이 찾아왔다.

당신도 비슷한 경험이 있을 것이다. 문득 사진 속 자기 모습을 보거나 계단 몇 칸을 오르고도 숨을 헐떡일 때면 찾아오는 깨달음의 순간, 즉 진정한 변화를 결심하게 되는 순간 말이다. 내게 그런 순간은 마흔 살에 찾아왔다. 인생의 전환점이 되는 생일을 앞둔 많은 사람이 그러하듯, 나도 내 삶을 돌아보았다. 자기계발에 늘 열중했던 나는 무엇이 도움이 되었고 무엇이 그렇지 않았는지 따져보았다. 살과의 전쟁은 내 인생에서 가장 무의미한 싸움이었다. 이제 두 가지 선택지 중에 골라야 했다.

첫째는 나이 들수록 살이 찌는 게 자연스러운 현실임을 받아들이는 것이었다. 실제로 나는 그 현실을 받아들인 사람들을 존중해왔지만, 정작 나는 받아들이기 어려웠다. 아직 발견하지 못했을 뿐, 어딘가에는 살을 빼고 이를 평생 유지하는 비결이 있으리라 믿었다. 둘째는 지금까지와는 완전히 다른 체중 감량 전략을 시도하는 것이었다. 수많은 방법을 시도했지만 모두 실패했기에, 예측 불가능한 일정에 쫓기며 사는 의사로서의 일상이 진짜 문제일지도 모른다는 생각도 들었다. 모두가 늘 그러하듯 구글로 향했고, 검색창에 "의사를 위한 다이어트 방법"을 입력했다. '살 빼려는 의사들을 도와주는 사람이 하나라도 있겠지!'라는 마음으로. 하지만 실망스럽게도 검색 결과는 온통 다이어트 클리닉 광고뿐이었다.

물론 나는 의학적 다이어트 방법이 소용없다는 것을 이미 뼈저리게 알고 있었다. 환자들은 주사·약물·수술에 기대를 걸지만, 이러한 방법들로는 근본적인 해결이 불가능하다는 사실이 이미 연구 결과로 드러나 있다. 하지만 나는 아직 발견하지 못한 답이 있을 것이라 믿었고, 그것을 찾아 나섰다. 그러던 중 예상치 못한 '인생 코칭life coaching'을 만났다. 10년 전 〈오프라 윈프리 쇼〉의 단골 게스트가 자신을 '인생 코치'라 소개했을 때 처음 들은 말이었다. 당시엔 그저 인생이란 게임을 더 잘하도록 돕는 사람 정도겠거니 짐작했다. 정확히 무엇인지는 알 수 없었지만, 희망이 보였다. 적어도 지금까지와는 다른 방식이라 느꼈고, 나도 바로 그런 새로운 길을 찾고 있었기 때문이다.

뚜렷한 근거는 없지만 직감을 믿고 코칭 그룹에 등록했다. 과식을 멈추고 체중을 조절해 건강을 관리하려는 여성들의 모임이었다. 일상을 방해받으면 원하는 변화를 이루지 못할까 봐 두려웠기에 마치 일하듯 프로그램에 전념했고, 완벽히 몰입했다. 코칭 전화는 한 번도 놓치지 않았다. 도미니카공화국에서 봉사활동 중일 때는 끊기는 와이파이 신호를 찾아 헤매며 겨우 통화했고, 이탈리아 휴가 중에도 밤늦게까지 깨어 전화를 기다렸다. 이것이야말로 내가 늘 필요로 했던 도움이라고 직감했기 때문에 기회를 놓치고 싶지 않았다. 이 과정에서 나는 인생을 전환할 두 가지 방법을 배웠다.

1. 마음을 관리하는 방법
2. 내 몸에 진정한 도움이 되는 식사법

그때까지 나는 인간이 자기 생각을 얼마나 통제할 수 있는지 전혀 알지 못했다. 나는 단지 떠오르는 감정과 생각을 받아들이며 살아왔고, 그것이 내 삶을 이루는 줄로만 알았다.

하지만 코칭을 통해, 내가 세상을 해석하는 방식과 음식과 맺어온 오래된 관계를 다시 보기 시작했다.

나는 음식으로 부정적 감정을 누그러뜨리고, 긍정적 감정은 키우는 법을 배웠다. 음식은 내 안식처이자 기분 전환의 도구였고, 타인과 소통하는 수단이었다. 쉬는 날이면 나는 부엌에서 요리하고 빵을 구우며 시간을 보내곤 했다. 지금 돌아보면 매우 내향적이었던 나는 부엌에서 보내는 고독한 시간을 나만의 시간으로 삼았던 듯하다. 가만히 늘어져 있기보다는 가족을 위해 생산적인 일을 해야 좋은 엄마가 된다고 믿었기 때문이었다.

사람들과 어울릴 때도 음식은 빠질 수 없었다. 내가 사는 위스콘신주는 풋볼팀 그린베이 패커스의 본거지이자 치즈와 브라트부어스트 소시지로 유명하다. '패커스 파티'는 친구, 가족들과 함께 경기를 즐기는 지역 문화의 상징이다. 하지만 열띤 경기를 관람할 때면 한 손에는 맥주를, 다른 손에는 안주 접시를 들고 있어야 분위기를 맞출 수 있었다. 실컷 먹지 않고서야 어찌 진정한 '패커 배커' 팬이라 할 수 있겠는가?

하지만 나는 중요한 사실을 깨달았다. 건강한 식습관을 위해 주변 사람들의 삶을 바꿀 필요는 없다는 것 말이다. 코칭을 통해 나는 관점을 바꾸고 생각을 살피며 의식적으로 다르게 선택할 힘이 내 안에 있다는 사실을 알게 되었다. 음식과 배고픔을 새로운 시각으로 바라볼 수 있다는 깨달음은 내 삶을 완전히 바꾸어놓았다. 매 순간 내가 어떻게 느낄지 결정할 힘이 바로 내게 있다는 것을 이해하게 된 것이다.

내 생각과 믿음, 세상을 해석하는 방식이 내 감정을 만들고, 그 감정이 다시 내 식습관을 좌우한다는 사실을 깨닫자 모든 것이 달라졌다. 내가 무엇을 생각하고, 어떻게 느끼고, 결국 어떤 행동에 집중하고 에너지를 쏟을지 선택할 힘은 항상 내 손에 있다는 그 사실을, 이제 나도 사람들에게 가르친다.

코칭에서 배운 도구들로 나는 목표 체중을 훌쩍 넘어 살을 뺐고, 불가능해 보였던 적정 체중에도 안착했다. 스트레스 가득했던 관계들을 개선했고, 그런 스트레스를 유발했던 내 행동에도 책임감을 느꼈다. 평생 건강한 체중을 유지하는 데 필요한 게 무엇인지도 깨달았다. 이런 긍정적인 변화를 겪으며 나는 열망하게 되었다. 체중으로 고민하면서도 불규칙한 일정 때문에 해결책을 찾지 못하는 다른 의사들을 돕고 싶었다. 오래전 내가 구글에서 필사적으로 찾아 헤매던 바로 그 사람이 되고 싶었다. 그래서 나는 공인 인생 코치이자 다이어트 코치가 되어 내가 경험한 놀라운 변화를 동료 의사들도 경험할 수 있도록 돕기 시작했다.

지금까지 1,000명이 넘는 의사를 코치했다. 소아과 의사부터 정형외과 외상 전문의까지, 전공과 무관하게 모두가 놀라운 체중 감량에 성공했다. '비만 전문의'이면서도 정작 환자들에게 가르치는 방법으로는 자신의 과식 문제를 해결하지 못하는 의사도 있었다. 이들은 나를 만나며, 체중 감량의 핵심은 음식이 아니라 '마음의 관리'에 있다는 사실을 비로소 깨닫게 되었다.

다이어트의 어려움은 의료인만 겪는 문제가 아니다. 여러 직종의

"정말 효과가 있나요? 진짜로요?"

나는 모든 것에 증거를 요구하는 사람이다. 그래서 당신에게도 기꺼이 그 증거를 보여주려고 한다. 이 프로그램은 확실히 효과가 있다. 2021년 내가 개발한 "의사를 위한 다이어트 프로그램Weight Loss for Doctors Only program"에 참여한 의사 64명을 대상으로 프로그램 시작 전과 6개월 후에 설문조사를 실시했다. 그 결과는 다음과 같다.

- 여성들은 6개월 동안 평균 8.6킬로그램(체중의 9.6퍼센트)을 감량했다.
- BMI는 6개월 후 평균 3포인트 낮아졌다.
- 허리둘레는 평균 9.1센티미터 줄었다.

다른 다이어트 방법과 비교해보면 어떨까? 일반적으로 생활습관(식단과 운동)을 개선한 사람들은 1년에 체중의 5퍼센트를 감량한다. 하지만 우리 참가자들은 6개월 만에 9.6퍼센트를 감량했다. 현재 체중 감량에 가장 효과적인 약물은 세마글루티드semaglutide(제2형 당뇨병 치료 및 장기적인 체중 감량에 사용되는 GLP-1 유사체 약물로 위고비Wegovy라는 상품명으로 판매되고 있다―옮긴이)라는 주사제다. 참가자들은 이 주사제를 맞으며 생활습관을 개선한 임상시험 대조군과 비슷한 결과를 얻었다. 게다가 이 약물이 흔히 일으키는 메스꺼움, 구토, 설사(이런 부작용을 겪으면 살이 빠지는 건 당연하다!) 같은 부작용 없이 말이다.

더 놀라운 결과가 있다. 프로그램 시작 시 자신의 건강 상태가 매우 좋거나 최상이라고 답한 참가자는 41퍼센트였지만, 6개월 후에는 그 비

> 율이 79퍼센트로 크게 늘었다. 잘 알려진 '스트레스 지각 척도Perceived Stress Scale'로 참가자들의 스트레스 수준도 측정했는데, 최고점 16점을 기준으로 프로그램 시작 시 평균 7점에서 종료 시점에는 4점으로 낮아졌다. 즉, 우리 프로그램 참가자들은 상당한 체중 감량과 함께 건강 상태 개선, 스트레스 감소까지 경험한 것이다. 이런 놀라운 성과를 보며 나는 이 프로그램이 삶을 바꿀 수 있다는 확신과 자부심을 갖게 되었다. 당신도 이런 결과를, 어쩌면 더 놀라운 변화를 경험할 수 있다. 자세한 내용은 부록을 참고하기 바란다.

사람들이 일상의 스트레스와 빡빡한 일정으로 인해 비슷한 고민을 안고 있다고 내게 털어놓았다. 나는 지금까지 여성 의사들을 돕는 데 집중해왔지만, 일반인도 평생 유지할 수 있는 다이어트를 지도해달라는 요청을 매일 받아왔다. 이 책은 그 요청에 대한 응답이다. 나는 의료인을 넘어 다양한 사람들이 이 방법으로 변화를 만들어내는 것을 직접 보아왔다. 누구에게든 실질적인 도움이 될 수 있다.

변호사들은 마감에 쫓길 때면 정신을 바짝 차리려 간식을 먹어가며 일한다(한 변호사는 압박이 심한 회사 분위기를 견디기 위해 탕비실에서 몰래 들고나온 머핀을 화장실 창고에서 해치웠고, 그 일이 직장에서의 유일한 위안이었다고 했다). 교사들도 온종일 쉴 틈 없이 스트레스에 시달린다. 전업주부들은 자신의 역할이 중요하다는 걸 알면서도, 반복적이고 끝이 보이지 않는 일상에 지쳐간다. 과식은 힘든 하루를 버티고 난 자신을 위로하는, 사회가 용인하는 보상이다. 그러다 옷이 점점 더 조이기 시작하면 비로소 당황하게 된다. 자기는 유능하고 똑똑하며 생산적이고 나름대로 성공한 사람인데도 정작 과식·과체중 문제 하나 해결하지 못한다는 점 때문에 그들은 무척 당황스러워한다. 하지만 필요한 도움이 모두 자신 안에 있다는 사실은 미처 모른다. 자신의 몸이 보내는 신호에 귀 기울이고, 필요한 것을 몸이 이미 알고 있다는 사실을 믿는 것이 변화의 시작이다.

사람들은 자기 상황이 유독 특별하다고 믿는다. 많은 이들이 이런 말을 되풀이한다.

> 이런 감정은 저만 느끼는 거죠?
> 제 스케줄이 어떤지 모르시잖아요.
> 제가 실제로 바꿀 수 있는 건 별로 없어요. 다 해봤다니까요.

여유롭고 예측 가능한 일정 속에서 장을 보고, 나를 위해 요리하며, 하루 세 번 마음 편히 건강한 식사를 한다는 게 불가능하게 느껴지는가? 당연하다. 당신만 그런 게 아니라고 자신 있게 말할 수 있다. 내게 도움을 요청하는 사람들은 하나같이 고립감, 무기력, 그리고 부끄러움을 안고 있었다. 이런 감정들은 오랫동안 우리가 간직해 온 신념과 그에 따른 행동 방식에서 비롯된다. 우리 자신과 세상에 관한 믿음, 모든 일이 "이렇게 되어야만 한다"는 고정관념이 우리의 발목을 잡는다.

의사들 역시 마찬가지다. 스스로의 삶이 너무도 특별해서 아무도 이해하지 못할 거라고 느끼고, 체념하고, 평생 과체중으로 살 수밖에 없다고 받아들인다. 그리고 점점 자신이 무능하거나 쓸모없는 사람처럼 여겨진다. 대부분은 도움이 필요 없다고 생각한다. "방법은 알지만 실천을 안 할 뿐"이라고 여긴다. 하지만 이런 믿음은 모두 자신을 고립시켜 앞으로 나아가지 못하게 만들 뿐이다.

이런 어려움을 겪고 있다면, 당신은 혼자가 아니다.

그리고 좋은 소식이 있다. 내가 당신을 도울 수 있다. 앞으로 추천할 해결책들은 당신의 몸에 이미 존재하는 것들을 활용하는 방법으로, 반드시 효과를 보일 것이다. 생리학·영양과학·신경가소성이 입증한 기술을 적용하고, 식사 행동을 개선해 당신의 몸에 가장 잘 맞는 식습관을 찾는 방법을 알려줄 것이다. 당신은 이 방법을 통해 적절 체중에 도달하고, 활력 넘치는 삶을 살아갈 수 있다.

이 책에서 우리는 원하는 몸을 만드는 데 방해가 되는 생리적·정서적·환경적 요인을 살펴볼 것이다. 칼로리를 계산하거나 체중을 재거나 음식 무게를 가늠하지 않는다. 유행하는 팁도 없고, 특정 식품군이나 영양소를 제한하지도 않는다. 지금까지 해온 다이어트는 잠시 접어두고, 앞으로 제시할 새로운 관점을 받아들여보자.

이렇게 자신하는 이유는 모든 방법을 당신에게 맞춰서 진행할 수 있어서다. 무엇을, 언제, 어떻게 먹을지 스스로 결정할 수 있기에 아무리 바쁜 일정이라도 자신에게 맞게 조정하며 실천할 수 있다. 모든 사람에게 통하는 식단은 없다.

내 몸이 너무 특별해서 아무것도 할 수 없고 이 책도 도움이 되지 않으리라 생각한다면, 그런 생각 자체가 가장 큰 걸림돌임을 지적하고 싶다. 우리는 종종 몸과 마음의 실제 상태는 보지 못하고, 뇌가 보내는 부정적 생각만 믿어버린다. 그러다 어느 순간, 그 부정적 생각이 곧 '나'라고 착각하기 시작한다.

이 책이 제안하는 여정은 실험과 자기 탐구의 과정이다. 체중 감량을 인간적 성장의 기회로 삼자. 이를 통해 삶의 의미를 발견하고 성취감이라는 진정한 기쁨을 맛볼 수 있다. 내가 말한 방식대로 실천하면 당신의 삶은 물론, 원한다면 다른 이들의 삶도 변화시킬 수 있다.

폭식의 문제를 해결할 수 있는 실마리는 우리 모두 안에 있다. 그 문제는 언제나 과도한 욕구, 지나친 배고픔, 감정적 식사라는 세 가지 원인에서 비롯된다. 이 책은 바로 지금부터, 당신이 이 세 가지 뿌리를 해결할 수 있도록 도울 것이다.

자, 이제 시작해보자.

차례

추천의 글   7
들어가며   8

1장   왜 우리는 배부른데도 계속 먹는가?   23

2장   몸이 아니라 감정이 원하는 음식   51

3장   감정적 식욕에서 벗어나는 출발점   89

4장   먹을 때와 멈출 때: 내 몸의 신호를 읽는 법   107

5장   나만의 식단 짜기   127

6장   다이어트 성과를 확인하는 과학적인 방법   161

7장   살이 안 빠지는 가장 흔한 이유   175

8장   감정이 요동칠 때: 폭식의 메커니즘   193

9장 먹지 않고도 기분이 나아지는 법: **213**
      감정 조절 노하우

10장 평생 지속 가능한 다이어트 전략   **237**

11장 밝은 미래   **255**

감사의 말   **264**
참고 문헌   **266**
추천 자료   **270**
부록 | '의사를 위한 다이어트 프로그램'   **271**

1장

왜 우리는 배부른데도 계속 먹는가?

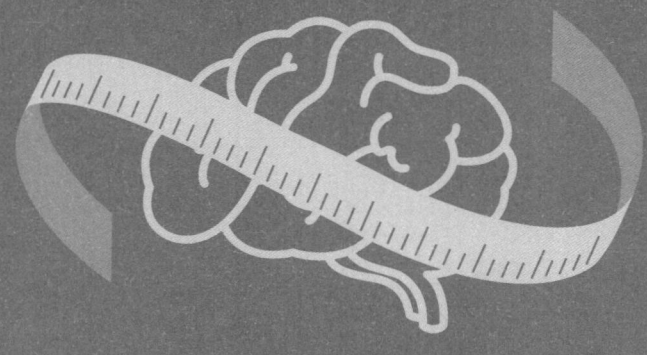

아이스크림, 초콜릿 무스 케이크, 감자칩, 파스타, 치즈케이크…. 우리가 절실히 원하는 수많은 음식에서 그 갈망의 정도를 측정했을 때 가장 저항하기 어려운 것은 무엇일까? 내게는 의외로, 동물 모양 크래커였다.

소아과 의사로 일하면서 나는 늘 비슷한 방식으로 하루를 마무리했다. 진료가 끝나면 검사 결과지에 서명한 뒤 환자 차트를 정리하고, 걱정이 유독 많은 보호자에게 전화를 넣는다. 대기실이 텅 비고, 저녁이 다가오면서 진료실이 조용해질 즈음 갑자기 극심한 허기가 찾아온다. 접수대 뒤에는 아이들이 지루해하지 않도록 주는 동물 크래커가 늘 준비돼 있었다. 진료가 늦어질 때 주의를 돌리기 위한 것이기도 했다.

하지만 누가 그 크래커를 가장 많이 먹었을까? 아이들이 아니었다. 직원들이었다. 2킬로그램짜리 대용량 크래커는 늘 금방 바닥을 보였다. 직원들은 점심때까지 참고 있다가 복도를 오가며 간식 삼아 한 줌씩 집어먹곤 했다. 나는 보통 점심까지만 참으면 하루는 건강하게 먹을 수 있다는 희망을 품고 잘 견뎌냈다. 하지만 저녁이 되어 직원들이 모두 떠난 뒤에는 달랐다. 정신없는 하루를 보내고 나서 잠시 기다렸다가 집에 가서 제대로 된 식사를 하는 게 더 좋다는 걸 머리로는 알면서도, 차트를 작성하며 크래커를 한 그릇 푹 떠서 먹곤 했다. '이 정도는 그냥 간식이야. 저녁 식사는 따로 먹을 수 있어.' 스스로를 그렇게 달래며 허기를 채웠지만, 크래커 한 그릇을 비우고 나면 저녁을 먹고 싶은 생각은 당연히 사라졌다.

그럼에도 나는 배부르다는 몸의 신호를 무시하고 원래 계획대로 저녁 식사를 강행했다. 그렇지 않은가? 동물 크래커 한 그릇은 식사가 아니니까. 하지만 퇴근 무렵의 배고픔은 즉시 해결해야 할 긴급 상황처럼 느껴졌다. 의사인 나는 이게 말이 되지 않는다는 사실을 잘 알았다. 우리 몸은 지방으로 에너지를 저장할 수 있어서, 건강한 사람이라면 아무것도 먹지 않고도 몇 주는 버틸 수 있다. 그리고 '과체중'이었던 나는 한 끼 정도 건너뛰어도 충분히 괜찮을 만큼 여분의 지방을 가지고 있었다.

'아무것도 안 먹어도 3~4주는 버틸 텐데…. 그런데 왜 매일 저녁 이렇게 안절부절못하는 거지? 엉덩이랑 뱃살에서 지방 좀 가져다 쓸 순 없는 걸까?' 내 몸은 마치 드라마 속 비운의 여주인공처럼 연기했다. "지이인짜 너어어무 배고프다고!" 몸이 울부짖는다. "지금 당장 뭘 먹어야 해! 안 그러면 쓰러져 죽을 것 같아!"

이런 기분, 익숙하지 않은가? 밥 먹은 지 몇 시간도 안 됐고, 지금 당장 굶어 죽을 일은 절대 없다는 것을 알면서도 말이다. 망망대해에서 구명보트를 타고 떠도는 사람도 빗물과 해초만으로 며칠을 버티는데, 저녁을 한 시간 늦게 먹는다고 굶어 죽을 리는 없지 않은가.

하지만…. "먹을 것 좀 줘! 지금 당장! 쓰러질 것 같아. 쓰러질 것 같다고!" 우리 몸은 대체 왜 이럴까? 우리는 이런 과도한 신호 때문에 무엇을, 언제, 얼마나 먹을지 선택할 때 자꾸만 건강에 해로운 쪽으로 결정을 내리며 자책과 후회의 악순환으로 들어간다.

음식이 만드는 쾌락 중독

우리 몸은 원래 이렇게 극단적으로 반응하도록 설계되어 있지 않다. 아기들은 태어날 때부터 먹고 멈추는 때를 안다. 몸에 영양분이 필요해 배고픔을 느끼면 울음을 통해 보호자에게 이를 알린다. 충분히 먹었다면 더는 먹지 않는다. 배부른데도 계속 먹거나 마시지 않고, 지루하거나 슬프다고 먹지도 않으며, 다음 식사가 늦어질까 봐 미리 먹지도 않는다. 편안함을 위해 (엄마 젖이나 젖병을) 물고 있기는 하지만, 더 먹으려고 젖을 빠는 건 아니다. 아기는 적당히 먹는다. 원래 인간은 그렇게 되어 있다. 이런 자연스러운 리듬을 잃게 되기 전까지는.

우리는 언제부턴가 배부름의 신호를 알아차리지 못하고 있다. 몸이 전하는 고요한 직관적 신호는, '자기 의지로는 할 수 없다'고 떠들어대는 다이어트 문화의 소음에 묻혀버렸다. 이 목소리는 다이어트에 실패하는 원인이 방법의 비현실성이나 지속 불가능성 때문이 아니라, 오직 당신의 의지력 부족이라며 비난한다. 마른 몸을 이상화하고, 유행처럼 떠도는 체형에서 조금이라도 벗어난 몸은 비난받는다. 그런 문화 속에서 우리는 점점 자신의 몸과, 그 몸이 실제로 필요로 하는 것들로부터 멀어지고 있다. 어쩌면 우리 몸은 '지금 당장 먹지 않으면 큰일 나!'라는 극단적인 배고픔을 느끼도록, 스스로 그런 반응을 학습시켜 온 건 아닐까.

충동과 이성 사이에서 균형 잡기

의사 결정에는 뇌의 두 부분, 변연계와 전전두엽피질이 관여한다. 뇌에서 가장 먼저 발달한 변연계는 한 가지 핵심 목표에 집중한다. 바로 생존이다. 내가 종종 '원시 뇌'라고 부르는 변연계는 세 가지 동기로 작동한다.

- 고통을 피한다.
- 즐거움을 추구한다.
- 가능한 한 노력은 적게 들인다.

원시 뇌는 현재 이 순간에만 집중하며, 이 세 가지 목표 외에 어떤 것도 고려하지 않는다. 나는 변연계를 매직펜을 쥔 아기에 비유하고 싶다. 이제 막 걸음마를 배운 아기는 귀엽고 사랑스럽고 순수하며, 악의가 없다. 하지만 잘 지켜보지 않으면 바닥과 벽, 가구에 펜으로 낙서를 해댈 것이다.

전전두엽피질은 더 복잡하다. 이 복잡함이 우리를 인간답게 만든다. 이것 덕분에 우리는 이성적으로 사고하고 감정을 조절하며 선택을 통제할 수 있다. 계획을 세우고, 상황의 장단점을 따지며, 과거의 교훈과 미래의 목표를 떠올리게 한다. 전전두엽피질은 매직펜을 쥔 아기를 돌보는 어머니와 같다. 어머니는 이성적 사고로 아이에게 적절한 경계를 정하고 지켜본다. 어머니는 아기에게 말한다. "애야, 매직펜으로 놀고 싶은 거 알아. 정말 재밌겠지? 하지만 벽에서는 떨어져 있자. 여기 탁자에 예쁜 크레용과 종이가 있네."

전전두엽피질이 잠시 자리를 비워 변연계가 통제권을 가져가야 할 때가 있다. 이는 특히 감정을 회피하고 싶거나 어떻게 다뤄야 할지 모를 때 자주 일어난다. 이렇듯 자제력이 바닥나고 통제력을 잃었을 때, 바로 음식과의 전쟁이 시작된다. '지금 당장 먹어야 해! 넌 충분히 자격이 있어! 이 맛있는 걸 놓칠 순 없어!' 계획했던 좋은 의도는 순식간에 사라진다. 우리가 진정으로 원하는 지속 가능한 다이어트를 실현하려면 전전두엽피질이 왜 우리를 포기했는지, 어떻게 하면 주도권을 되찾아 충동적인 행동을 막을 수 있는지 이해해야 한다.

전전두엽피질은 결과를 분석하고 미래를 계획할 수 있는 유일한 영역이다. 반면 원시 뇌는 오직 현재의 생존만을 추구하며, 이것을 매우 효과적으로 수행한다. 원시 뇌가 우리에게 음식을 찾게 만드는 이유는 단순하다. 생존과 번식을 위해서는 규칙적인 식사가 필수적이기 때문이다. 이를 위해 뇌는 도파민을 분비해 보상한다. 도파민은 뇌의 쾌락 중추를 자극해 '기분 좋은 감각'을 주는 신경전달물질이다. 이러한 보상을 통해 우리는 음식 섭취가 올바른 행동이며 앞으로도 반복해야 한다는 신호를 받는다. 무의식적으로 '기분 좋았어, 다음에도 해야지'라고 생각하는 과정을 여러 번 거치며 결국 생존을 위한 식습관은 '보상의 회로'로 전환된다.

이는 본능적으로 자연스러운 현상이다. 하지만 당장 생존에 위협받을 일이 없는 현대인들이 왜 이토록 강한 식욕을 느끼는 걸까? 그 배경에는 특별한 두 가지 성분이 있다. 바로 밀가루와 설탕이다. 이 두 성분은 다른 어떤 음식보다도 뇌에 더 많은 도파민을 분비하게 만든다.

왜 더 강한 자극을 원하게 될까?

자연 상태의 음식물은 어떻게 작용할까? 가공되지 않은 자연 식재료로 만든 건강한 음식을 충분히 씹어 먹으면 적절한 양의 도파민이 분비되어 적당한 쾌감을 준다. 이는 건강한 식사에 대한 보상이며 그와 함께 원활한 소화와 숙면, 활력 증진, 명료한 정신 같은 추가 혜택도 주어진다. 이런 경험을 통해 다음에도 배가 고프면 비슷한 영양가 있는 음식을 찾게 된다.

하지만 인류는 여기서 한 걸음 더 나아갔다. 바로 이 쾌감을 농축하는 방법을 발견한 것이다. 기원후 1세기경 인류는 사탕수수를 정제해 우리가 알고 있는 흰 설탕을 만들어냈다. 기술 발전으로 설탕 생산 비용이 낮아지면서, 한때 상류층의 전유물이었던 설탕은 점차 대중적인 식재료가 되었고, 1700년대에 이르러서는 수요가 폭발적으로 증가했다. 특히 영국에서는 차 문화의 확산과 함께 설탕 소비가 급증했다. 정제 밀가루 역시 산업혁명 이전까지만 해도 귀한 식재료였다. 하지만 롤러 제분기의 발명으로 쓴맛이 나는 밀기울과 배아를 손쉽게 제거할 수 있었고, 미세한 입자의 밀가루를 대량 생산하며 보존 기간도 늘릴 수 있게 되었다. 곱게 간 밀가루는 소화가 쉽고 맛도 좋아 과식하기 쉬우며, 통밀과 비교했을 때 훨씬 많은 양을 섭취하게 된다.

설탕과 밀가루가 만나면 뇌에서는 엄청난 양의 도파민이 분비된다. 생애 처음으로 케이크를 맛보는 아기의 모습을 떠올려보자. 생크림을 얼굴에 묻힌 채 기쁨에 가득 찬 아기의 표정은, 황홀감 속에 도파민이 넘쳐흐르는 모습을 보여준다.

이렇게 폭발적으로 분비되는 도파민은 인간의 뇌에 강렬한 쾌감을 선사한다. 그리고 한번 이런 극도의 즐거움을 경험하면, 우리는 본능적으로 이를 재빨리 다시 느끼고 싶어진다. 안타깝게도 현대 사회에서는 이런 욕구를 너무나 쉽게 충족할 수 있다. 미국의 경우 식품 공급망에서 유통되는 제품의 74퍼센트에 감미료(설탕이나 고과당 옥수수 시럽 등)가 들어 있다. 일상적으로 먹는 음식 대부분에 밀가루나 설탕이 포함되어 있다 보니, 이제는 음식이 충분히 달지 않으면 식욕도 잘 느끼지 못하게 되었다. 최근에는 '건강식품'조차 달콤한 소스나 시럽, 육즙이 들어간 그레이비 소스, 각종 조미료를 넣어 맛을 내는 경우가 많아서, 영양가는 높지만 자연 그대로의 맛을 가진 음식은 싱겁게 느껴진다. 우리가 타고난 입맛이라고 믿는 것도 사실 대부분은 특정 음식에 익숙해진 결과일 뿐이다. 특히 우리는 설탕과 밀가루가 들어간 음식에 지나치게 익숙해진 상태다.

이런 음식을 계속 섭취하여 도파민이 과다 분비되는 상태가 이어지면, 뇌는 이를 비정상적인 상황으로 인식하고 대응책을 마련한다. 도파민 수용체의 수를 줄이거나, 도파민 분자를 감지하는 수용체의 민감도를 낮추는 방식으로 균형을 맞춘다. 그래서 "빵을 먹어도 예전만큼 기분이 좋지 않아"라고 느낀다면, 그건 착각이 아니다. 뇌가 높은 수준의 도파민에 적응하면서 같은 자극에도 예전만큼 큰 즐거움을 느끼지 못하고 그저 덤덤하게 받아들이게 된 것이다. 이런 상황에서는 밀가루나 설탕이 들어 있지 않은 음식이 맛없게 느껴지고,

결국 이 성분들이 포함된 음식을 찾아야만 만족감을 얻을 수 있다. 마치 매운 음식에 익숙해지는 것과 비슷하다. 처음에는 작은 자극에도 강하게 반응하지만, 자주 접하다 보면 둔감해져서 점점 더 자극적인 맛을 찾게 된다.

원시 뇌의 가장 강력한 동기가 쾌락 추구라는 점을 기억하자. 음식으로 얻는 즐거움이 점차 줄어들면, 우리는 더 큰 쾌감을 찾아나서게 된다. 더 많은 음식을 먹을 뿐만 아니라 음주·과소비·험담·SNS 중독·과한 TV 시청 등 다른 형태의 '농축된 즐거움concentrated pleasures'에도 빠져든다.

하지만 다행히 희망적인 소식이 있다. 이렇게 둔감해진 도파민 수용체가 영구적인 상태에 머물지는 않는다는 점이다. 뇌를 재설정해서 도파민 수용체를 정상 수준으로 회복할 수 있다. 단, 이를 위해서는 먼저 과도한 음식 욕구를 진정시켜 뇌를 안정화해야 한다.

간식과 디저트의 급부상

어쩌다 이런 상황까지 온 걸까? 간식 산업이 과도한 식욕을 만든 유일한 원인은 아닐지 몰라도, 결정적인 역할을 한 것은 분명하다. 간식·디저트 산업이 성장하면서 우리 몸은 조금이라도 배고픔을 느끼면 즉각적인 충족을 원하게 되었다. 이 욕구는 진짜 에너지가 필요한 상황과는 무관하게 작동한다. 사실 우리 몸은 한 끼와 다음 끼니 사이를 충분히 견딜 수 있다. 지금은 상상하기 어렵겠지만, 과거에는 디저트나 간식은 산업의 영역이 될 수 없었다. 하루 중에는 오직 식사만 있었고, 운이 좋으면 세 끼를 먹을 수 있었다. 그 사이에 뭔가를 먹는다는 개념 자체가 없었다.

하지만 식품 기업들의 욕심은 점점 비대해졌다. 그들은 사람들이 식사할 때 일정량 이상은 먹지 않으며, 필요한 만큼만 식품을 구매한다는 사실을 발견했다. 식품 산업의 숨은 주역들은 소비자들이 더 많은 식품을 구매하게 만들 방법이 필요했다. 그들이 찾은 해결책은 무엇이었을까? 바로 정규 식사 사이에 작은 식사, 즉 간식을 먹도록 권장하는 것이었다. 이는 순전히 수익을 위한 전략이었지만, 그 영향력은 실로 대단했다.

달콤 짭짤한 시대

1970년대 이후 간식 산업은 폭발적인 성장을 이루었다. 장거리 운전 중 가볍게 즐기는 프레츨, 씹기 좋은 육포, 운동 후 먹는 오렌지 조각 정도로 시작된 간식 문화는 이제 달콤하고 짭짤한 온갖 종류의 스낵이 식품점 진열대를 가득 메울 정도로 커졌다. 매운맛 감자칩, 견과류 초콜릿, 치즈나 땅콩버터를 바른 프레츨, 종류와 브랜드가 다양한 팝콘이 진열대를 빼곡히 채우고 있다. 이제는 마트·주유소·편의점·비행기는 물론이고 동물원에서도 몇 걸음만 옮기면 간식을 구할 수 있다.

심지어 이 정도의 접근성으로도 부족하다면, 이제는 모바일 앱에서 터치 한 번으로 집 앞까지 간식이 배달되는 시대다. 특히 코로나19 팬데믹 기간 동안 불안과 지루함을 달래기 위한 보상으로 먹는 수요가 급증하며, 간식 산업은 또 한 번의 성장을 기록했다. 현재 우리는 너무 많은 간식을 섭취하고 있어 사실상 하루 평균 네 끼를 먹는 셈이다. 닐슨아이큐NielsenIQ의 조사에 따르면 2020년 2월부터 2021년 2월까지 짭짤한 간식은 14퍼센트, 달콤한 간식은 11퍼센트 매출이 증가했다고 한다.

우리는 온종일 간식 광고의 폭격에 시달린다고 해도 과언이 아니다. 그 엄청난 유혹에 휘말린 것은 결코 당신 잘못이 아니다. 마케팅 전문가들은 사람들의 감정과 행동을 교묘하게 조종하는 데 능숙해서, 제품을 어떻게 설명하고 진열해야 식료품점 방문객과 광고 시청자의 본능적인 반응을 이끌어낼 수 있는지 철저히 연구한다. 침샘을 자극하는 방법부터 지금 당장 간식이 필요하다고 느끼게 만들어 기분 좋아지게 하는 방법까지, 그들은 모든 것을 알고 있다.

중독성을 높이는 치밀한 설계

간식 제조사들은 소비자들이 손을 뗄 수 없게 만드는 중독성 있는 제품 개발에도 능하다. 예를 들어 감자칩의 맛이 너무 자극적이라면 몇 개만 먹어도 금세 만족감을 느껴 더는 먹지 않게 된다. 반면 입안에서 맛이 금방 사라지면 그 맛을 금방 다시 느끼고 싶어져 한 움큼 더 먹거나 껌, 사탕 같은 다른 간식을 찾는다.

제조사들은 여기에 단맛을 더해 중독성을 한층 높인다. 소비자의 구매 욕구를 자극하기 위해 최적의 바삭함은 어느 정도인지, 갈증을 적절히 유발하는 소금의 양은 얼마인지, 어떤 포장 디자인이 가장 효과적인지까지 세세하게 연구한다. 우리 눈앞의 과자들은 우연히 만들어진 제품이 아니다. 간식 산업의 역군들은 소비자의 마음을 사로잡아 더 많은 구매를 유도하고 수익을 극대화하기 위해 모든 요소를 치밀하게 계획한다. 그 결과 우리 뇌를 지배하도록 설계된, 극도로 가공된 프랑켄푸드Frankenfood나 다름없는 제품들이 등장하게 되었다.

뇌를 망가뜨리기에 충분한

우리 사회는 음식, 특히 간식을 중심으로 돌아간다. 자동차 정비소 대기실이든 교사 휴게실이든 어디를 가도 간식이 있다. 파티에서는 본격적인 식사 전부터 마음껏 먹을 수 있도록 다양한 간식이 준비된다. 어디를 가든 쉽게 소화되는 각종 간식을 만날 수 있다. 이제는 모임을 열면서 감자칩이나 에피타이저를 넉넉히 준비하지 않으면 예의가 아니라고 여겨질 정도다.

90분짜리 영화를 보면서 자기 머리보다 큰 팝콘 통, 전자레인지에 데운 치즈 나초, 비정상적으로 큰 초코바 없이 영화만 보는 모습을 상상할 수 있겠는가? 매점을 이용하지 않더라도 대부분 극장에 몰래 간식을 가져간다. 마치 한 시간 반 동안 정크푸드 없이는 버틸 수 없다는 듯이 말이다. 아이들은 주말 내내 거대한 사탕 봉지를 들고 다니며 다른 아이들과 나눠 먹는다. 결과적으로 그들의 뇌를 망가뜨리기에 충분한 5킬로그램짜리 쓰레기를 섭취하는 꼴이다. 이렇게 우리는 무의식적으로 아이들에게 "과식은 즐거운 것"이라고 가르친다. 물론 건강한 식사 중간에 가끔 간식을 즐기는 것은 괜찮지만, 현실은 '가끔'이라는 말이 무색할 정도다.

여러 다이어트 프로그램에서는 한 번에 많이 먹는 대신 소량의 간식을 여러 번에 걸쳐 나눠먹도록 권장한다. 차라리 조금씩 자주 먹으라고 조언하기도 한다. 하지만 간식 산업이 TV를 장악하고 우리 집단의식에 간식 개념이 침투하기 이전에는 미국의 비만율이 훨씬 낮았다는 사실을 기억할 필요가 있다. 게다가 애초에 우리에게 '푸짐한 한 끼'는 필요하지 않다. 우리 모두 속아넘어간 것이다.

음식을 에너지로: 우리 몸의 저장 시스템

우리가 선택하는 음식과 식습관은 몸에 어떤 영향을 미칠까? 우리 몸은 태생적으로 타고난 작동 방식이 있지만, 동시에 환경에 따라 특정 방식으로 적응하기도 한다. 이상적인 상태에서 우리 몸은 다음과 같은 방식으로 음식을 처리한다. 음식이 입에 들어가는 순간부터 몸과 뇌 사이에는 정교한 신호 체계가 작동한다. "자, 음식이 들어왔다! 소화 시스템, 준비! 신경계, 활성화! 영양 처리를 시작하자!" 먼저 침샘이 작동해 음식을 씹고 삼키기 쉽도록 침을 분비하면서 소화가 시작된다. 이어서 위와 소장에서는 음식물을 지방, 단백질, 탄수화물과 같은 기본 영양소로 분해한다. 특히 탄수화물은 가장 단순한 형태의 당인 포도당으로 바뀐다.

이렇게 만들어진 포도당은 소장에서 혈액으로 흡수되어 순환하기 시작한다. 하지만 세포가 생존하고 제 기능을 수행하는 데 필요한 에너지를 얻으려면, 이 포도당이 반드시 세포 내부로 들어가야 한다. 뼈·근육·신경·피부 등 모든 세포에게는 에너지원인 포도당이 필요하다. 그러나 포도당은 마음대로 세포 안으로 들어갈 수 없는데, 세포의 문을 열 수 있는 열쇠는 인슐린뿐이기 때문이다.

인슐린은 마치 나이트클럽 문지기와 같다. 세포 외벽에서 포도당 분자들이 줄지어 기다리면, 인슐린이 이들을 확인한 후 "좋아요, 들어가세요"라며 입장을 허가한다. 당뇨병 환자가 아닌 사람들은 대부분 이런 과정을 거친다. 음식을 섭취하면 약 5퍼센트의 포도당이 즉시 세포의 에너지원으로 사용되고, 나머지는 혈액 속에서 다음 목적지를 기다린다. 필요한 만큼 세포에 공급된 후에는 간으로 향한다. 포도당은 인슐린의 도움을 받아 간세포로 들어가 글리코겐glycogen이라는 형태로 저장된다. 마치 흐트러진 옷을 서랍에 깔끔하게 정리해두고 필요할 때 꺼내 입을 수 있게 하는 것과 같다.

만약 15분 정도로 짧은 시간 안에 에너지가 더 필요하다면, 간은 저장된 글리코겐 일부를 다시 포도당으로 전환해 혈액으로 내보낸다. 간은 이런 방식으로 끼니와 끼니 사이에 계속해서 에너지를 공급한다. (제1형 당뇨병 환자가 아니라면) 우리 몸에서는 항상 어느 정도의 인슐린이 분비된다. 다만 식사 직후에는 인슐린 수치가 급증했다가, 식사와 식사 사이에는 다시 낮아지는 것이 정상이다. 이것이 바람직한 패턴이다. 식사 중간에는 인슐린 수치가 낮게 유지되어야 저장된 포도당을 효율적으로 활용하고 필요한 세포에 적절히 공급할 수 있다. 여기서 중요한 문제가 있다! 간이 저장할 수 있는 글리코겐의 양에는 제한이 있다. 만약 아이스크림과 케이크를 과다 섭취해서 세포가 포화 상태고, 간의 저장고마저 가득 찼는데도 혈액 속에 포도당이 남아 있다면 어떻게 될까?

지방 세포: 에너지의 장기 저장소

지방 세포adipocyte는 사실 해로운 존재가 아니다. 오히려 적절히 기능할 때는 매우 유용하다. 지방 세포는 포도당을 장기간 보관하는 저장고 역할을 한다. 몸의 다른 세포들과 간의 글리코겐 저장소가 포화 상태가 되면, 간은 남은 포도당을 특수한 형태로 변환해 지방 세포에 저장한다. 이렇게 저장된 지방은 필요한 순간까지(그것이 몇 시간 후가 될 수도, 혹은 영원히 오지 않을 수도 있다) 그 자리에 머문다.

왜 지방 세포가 필요할까? 음식 섭취가 중단되어 간의 저장고가 바닥나면, 우리 몸은 지방 저장소를 포도당으로 전환해 에너지원으로 활용한다. 이 과정은 수면 중이나 운동할 때, 또는 식사와 식사 사이의 몇 시간 동안 일어난다. 지방 세포는 일종의 생존 메커니즘인 셈이다. 덕분에 며칠, 때로는 몇 주간 음식을 섭취하지 못해도 생명을 유지할 수 있다. 야외에서 길을 잃었거나, 질병으로 음식을 섭취할 수 없는 위기 상황에서 지방은 매우 중요한 역할을 한다.

지방 세포 자체가 문제가 되는 건 아니다. 문제는 지방 세포의 양이 과도하게 늘어났을 때 발생한다. 우리는 종종 필요 이상으로 음식을 섭취해 지방을 과잉 축적하게 된다. 혈액 속 포도당 수치가 지나치게 높아지고, 간과 기존의 지방 세포가 포화 상태에 이르면, 몸은 새로운 지방 세포를 만들어 그 포도당을 지방 형태로 저장하려 한다. 이렇게 생성된 지방 세포는 근육 주변, 내장 기관 주변, 심지어 온몸 곳곳에까지 쌓이게 된다. 포도당 과잉 상태는 몸에게 일종의 '위기 상황'으로 인식되며, 지방으로의 전환은 이를 피하려는 생존 전략이다.

하지만 이렇게 비대해진 지방 세포들은 호르몬 균형을 무너뜨린다. 지방 세포는 다양한 펩타이드 호르몬을 분비하는데, 이는 예측할 수 없는 방식으로 작용하여 염증을 유발하고, 면역 체계를 약화시키며, 대사를 둔화시킨다. 그 결과 통증이 발생하고, 질병에 대한 저항력이 떨어지며, 체중 증가에 가속이 붙는다.

일단 비만 상태에 이르면, 몸은 건강에 해로운 방향으로 작동하기 시작한다. 신진대사가 느려지고, 본래 필요하지 않았던 여분의 지방 세포들이 몸 곳곳에 쌓여 정상적인 대사 균형을 회복하기가 더욱 어려워진다. 하지만 적절한 방식으로 체중 감량을 시도하면, 몸은 에너지가 필요하다는 것을 인식하고 비대해진 지방 세포에 저장된 것을 활용하기 시작한다. 우선 지방산이 분해되어 에너지원으로 쓰이고, 이후 비워진 지방 세포는 점차 흡수·제거되며 노폐물 형태로 몸 밖으로 배출된다. 이것이 바로 건강하게 지방을 연소시키는 자연스러운 회복 메커니즘이다.

절약 정신이 투철한 우리 몸

이상적으로는 하루 동안 단기 저장된 포도당을 모두 사용한 뒤, 필요에 따라 지방 저장소를 조금씩 활용하거나 보충하는 것이 좋다. 하지만 대개 우리 몸은 지방 저장소를 쉽게 동원하지 않으려 한다. 대신 계속해서 새로운 음식 섭취를 요구할 뿐, 기존의 지방 저장소는 거의 사용하지 않는다.

왜 그럴까? 이유는 단순하다. 지방보다 당을 연소하는 것이 더 효율적이기 때문이다. 식료품 쇼핑을 생각해보자. 우리는 보통 즉시 먹을 음식은 식탁에 두고, 곧 먹을 것은 냉장고에, 장기 보관할 것은 냉동고에 넣는다. 『비만코드』의 저자 제이슨 펑 박사는 이를 하루에도 여러 차례 장을 보면서 새로운 저장 공간을 끊임없이 찾는 상황에 비유한다. 배가 고파질 때 냉동고에서 음식을 꺼내 해동하고 조리하는 것보다, 냉장고에서 바로 꺼내 먹는 것이 훨씬 간편한 것처럼 말이다.

하지만 우리는 이미 저장고가 가득 찼음에도 계속해서 새로운 음식을 구매한다. 결국 저장 공간이 부족해져 추가 냉동고를 구입하고, 이런 식으로 냉동고는 계속 늘어날 수 있다. 마치 식재료를 수집하는 것처럼 말이다. 펑 박사는 자신의 블로그 〈다이어트 닥터Diet Doctor〉에서 이렇게 설명한다. "냉동고의 음식은 거의 사용되지 않습니다. 매일 세 끼를 새로운 음식으로 채우기 때문에 굳이 냉동고 속 음식을 꺼낼 필요가 없죠. 만약 새 음식 구매를 중단한다면 어떻게 될까요? 완전한 '기아 상태'에 빠져 신체 기능이 멈출까요? 전혀 그렇지 않습니다. 먼저 냉장고 속 음식을 소비하고, 그다음엔 냉동고에 보관된 비축분을 사용하게 될 것입니다." 즉 과식하는 습관은 우리 몸을 '지방 저장소 활용'이 아닌, '즉각적인 포도당 공급'에 길들이는 것과 같다. 새 음식을 섭취하는 것이 저장된 지방을 끌어쓰는 것보다 쉽기 때문이다. 이것이 바로 과도한 식욕이 생기는 원리다. 이런 상태에서는 약간의 배고픔만 느껴도 즉시 무언가를 먹어야 한다고 착각한다.

몸이 음식에 주도권을 갖기 시작하다

다행히도 이런 악순환은 되돌릴 수 있다. 놀랍게도 새로운 식습관에 적응하면 과도한 배고픔에 시달리지 않게 된다. 식습관 개선을 통해 몸은 끊임없이 새로운 음식을 요구하는 '당 연소sugar burner' 상태에서 벗어나, 진정으로 음식이 필요할 때까지 기다리는 상태로 옮겨갈 수 있다. 그때 우리 몸은 저장된 지방을 활용하는 '지방 적응fat-adapted' 상태로 전환한다.

이는 무언가를 포기하거나 초인적인 의지력이 필요한 과정이 아니다. 단지 몸을 본래의 설정으로 되돌려, 자연스럽게 작동하도록 만드는 것이다. 그렇게 되면 적절한 배고픔을 느끼며 자신에게 가장 이로운 방식으로 식사할 수 있다. '당 연소' 상태에서는 뇌가 끊임없이 즉각적인 음식 섭취를 요구하기 때문에 멈추기 어렵다. 반면 '지방 적응' 상태에서는 배고픔이 부드럽게 찾아와 조용히 알려준다. "괜찮다면 음식을 조금 먹어볼까…? 하지만 꼭 지금이 아니어도 돼. 내가 알아서 할 테니 걱정하지 말아요." 이때 우리는 진짜 배고픔이 찾아왔을 때만 부드럽게 식사를 원하게 된다.

몸에 좋지 않은 음식을 선택하거나 과식하는 주요 원인 중 하나는 이런 긴박감 때문이다. 몸이 불편하고 뇌에서 당장 무언가를 먹지 않으면 위험하다고 경고할 때, 현명한 결정을 내리기는 매우 어렵다. 하지만 과도한 배고픔에서 벗어나 차분하게 생각할 여유가 생기면 무엇을, 언제, 얼마나 먹을지 자유롭게 결정할 수 있다. 그때, 내 안에서 오작동하던 비상벨은 더는 울리지 않는다. 그리고 끝없이 반복되던 '음식과의 내면 드라마'가 마침내 막을 내린다.

단백질 섭취에 대한 과도한 걱정

많은 언론 매체와 전문가가 "단백질을 더 많이 섭취해야 한다"고 강조한다. 채식주의자라고 밝히면 가장 먼저 듣는 질문은 "그러면 단백질은 어떻게 섭취하나요?"다.

처음에는 나도 걱정했다. 식물성 단백질만으로는 일부 의사들이 권장하는 양을 채우기 어렵기 때문이다. 하지만 '적정' 단백질 섭취량에 대한 통일된 기준은 없으며, 이는 나이·체격·근육량·생활 방식(주로 앉아서 지내는지, 활동적인지)에 따라 크게 달라진다. 영양섭취기준DRI은 체중 1킬로그램당 약 0.8그램의 단백질 섭취를 권장한다. 물론 피트니스 트레이너들은 일반적으로 이보다 훨씬 많은 양을 권하기도 한다.

그러나 과도한 단백질 섭취는 신장에 부담을 줄 수 있다. 많다고 반드시 좋은 것은 아니다. 중요한 점은 단백질이 반드시 거대한 '스테이크' 형태일 필요가 없다는 것이다. 달걀·유제품·가금류·통곡물·채소·콩류·해산물·돼지고기 등 단백질 공급원은 무척 다양하다. 게다가 우리는 종종 1회 섭취량을 지나치게 크게 잡는 경향이 있다. 단백질을 충분히 섭취하기 위해 과식할 필요는 없다.

예를 들어, 큰 달걀 한 개에는 단백질 6그램, 닭다리 한 개에는 28~32그램, 연어 85그램에는 19그램, 코티지 치즈 반 컵에는 12그램, 렌틸콩 반 컵에는 9그램, 그릭 요구르트 한 컵에는 17그램의 단백질이 들어 있다. 곡물이나 농산물에도 단백질이 함유되어 있다. 체중 70킬로그램인 사람이 하루에 닭다리 두 개만 먹어도 일일 단백질 권장량에 충분히 달성한다는 의미다!

균형 잡힌 식단을 유지하면서 특별히 단백질이 더 필요한 상황(임신, 수유, 고강도 근력 운동, 지구력 훈련 등)이 아니라면, 그리고 적당한 활력을 느끼고 있다면 이미 충분한 단백질을 섭취하고 있는 상태. 이제 단백질에 대한 과도한 걱정은 내려놓아도 좋다.

세 살 식습관 여든 살까지 간다

과식은 어쩌면 자연스러운 결과다. 우리 중 대부분은 어릴 때부터 음식에 관한 잘못된 메시지를 받으며 자랐다. 부모나 보호자들이 나쁜 의도로 우리에게 그랬던 건 아니다. 그들 역시 같은 잘못된 관념 속에서 자랐으며 어떻게 개선해야 할지 몰랐을 뿐이다.

어린 시절 우리는 "접시에 있는 음식은 남김없이 먹어야 한다" 또는 "아직 배가 고프지 않더라도 식사가 끝날 때까지 자리에 앉아 있어야 한다"는 가르침을 수없이 받았다. 또한 많은 경우, 한 번에 가능한 한 많이 먹는 것이 좋다는 조언을 듣기도 했다. 이는 어른들이 아이의 신체적 필요나 적정 식사량에 대한 이해가 부족했기 때문이다. 사실 아이들은 점심으로 과일 하나와 큰 샌드위치, 요구르트까지 모두 먹어야 할 필요가 없다. 끼니마다 식품 피라미드(매일 먹어야 하는 기본 식품군의 최적 섭취량을 피라미드로 나타낸 것—옮긴이)의 모든 항목을 충족시킬 필요도 없다. 그러나 우리는 어린 나이부터 배고프지 않아도 음식을 다 먹어야 하고, 심지어 불편할 정도로 배를 채워도 괜찮다고 배웠다.

이처럼 유년기에 각인된 식사 교육은 어느새 성인이 된 우리 삶에 깊숙이 스며들어 있다. 우리가 '상식'처럼 여겨온 식사 습관 중 상당수는, 사실 검증되지 않은 문화적 신념과 마케팅 전략의 산물이다. 널리 알려진 몇 가지 잘못된 상식을 살펴보자.

아침 식사가 반드시 유익할까?

아침에 음식을 먹어야 한다고 생각하는 주된 이유 중 하나는 "아침이 하루 중 가장 중요한 식사"라고 배웠기 때문이다. 이 개념을 널리 퍼뜨린 주체는 누구일까? 바로 켈로그Kellogg's다. 아침용 시리얼을 출시한 켈로그는 콘플레이크를 판매하기 위한 마케팅 전략이 필요했다. 『굿 헬스』 잡지의 편집자였던 존 하비 켈로그 박사는 영양

나를 가장 잘 아는 전문가는 나

다이어트·영양 전문가들 대부분이 식사 시간, 식단 구성 등을 포함한 상세한 계획을 세우고 엄격히 따라야 한다고 주장한다. 그러나 중요한 점은, 그들이 당신에 대해 모든 것을 알 수는 없다는 사실이다. 우리가 정말 지향해야 할 목표는 외부 전문가의 의견에만 의존하지 않고 자신의 몸이 보내는 신호를 이해하고 해석할 수 있는, 자기 몸에 관해 진정한 전문가가 되는 것이다. 의사든, 영양사든, 어떤 전문가든 그들은 단지 우리가 고려할 수 있는 정보를 제공하는 조언자에 불과하다. 나 역시 마찬가지! 그들의 의견을 참고하되, 최종 결정은 스스로 내려야 한다.

따라서 많은 사람이 가벼운 아침 식사 후 효율적으로 일할 수 있다 해도, 모두가 그렇게 해야 할 정도로 보편적 진실은 아니다. 당신에게는 오히려 다른 방식이 적합할 수 있다. 결국 자신에게 맞는 식사 패턴을 찾기 위해서는, 스스로 다양한 방식들을 직접 시도해보는 과정이 필요하다. 건강상의 문제가 없고, 섭식 장애 등 특별한 상황이 아니라면, 배고프지 않은 상태에서 억지로 음식을 섭취할 이유는 없다. 당신의 몸이 말해주는 메시지를 듣는 것—그것이 가장 정직한 건강관리의 출발점이다.

사 레나 쿠퍼를 고용해 다음과 같은 문구를 작성하게 했다. "아침은 하루를 여는 첫 식사이기에 모든 면에서 가장 중요하다." 켈로그는 이 문구를 마케팅 슬로건으로 적극 활용했고, 미국인들은 이를 그대로 받아들였다. 과학적 검증 없이 이런 문구가 문화 전반에 침투할 수 있다는 사실은 놀라운 일이다. 참고로 켈로그 박사는 요구르트 관장, 마취 없는 할례, 평생 금욕 등 현대 사회에서 수용하기 힘든 여러 이론도 주장했다.

아침을 반드시 먹어야 한다는 개념이 퍼지기 전까지 사람들은 아침을 거르고도 잘 지냈다. 대부분은 아침에 일어났을 때 실제로 배고픔을 느끼지 않는다. 전날 저녁에 충분히 먹어서 아직 식욕이 없거나, 소화 시스템이 완전히 깨어나지 않아 음식을 처리할 준비가 되지 않았기 때문이다. 그러나 이 슬로건은 과학적 검증 없이 대중문화 전반에 퍼졌고, 의사들까지도 "아침을 거르면 큰일 난다"는 식의 조언을 당연하게 하게 되었다. 마치 아침을 먹지 않으면 뇌 기능이 즉시 저하된다는 듯 말이다.

이런 주장이 완전히 잘못된 것은 아니다. 일부 연구에서는 아침을 먹은 아이들이 그렇지 않은 아이들보다 학업 성취도가 높았다고 보고한다. 하지만 여기에는 중요한 맥락이 있다. 아침에 실제로 배고픈 사람들이 있고, 배고픔은 집중력을 저하시킨다. 따라서 아이들이 배고픈 상태로 학교에 가면 집중하기 어려워 학업 성취도가 떨어질 수 있다. 성인도 마찬가지로, 배고플 때는 업무나 일상 활동에 집중하기 어렵다.

그렇지만 문제는 모든 사람이 다르다는 점이다. 비록 우리 모두 인간의 신체 구조를 공유하지만, 개인마다 몸의 작동 방식과 필요는 크게 다를 수 있다. 어떤 사람은 아침에 전혀 배고프지 않거나 약간만 배고플 수 있다. 이런 상태에서 억지로 음식을 먹으면 오히려 역효과가 난다. 배부름, 메스꺼움, 소화 불편 등을 느끼고, 몸이 "지금은 먹지 않아도 괜찮아"라고 신호를 보내는데도 음식을 강제로 섭취하면 오히려 일상 활동에 방해가 된다. 반면 어떤 사람들은 아침을 든든하게 먹고, 점심은 적당히, 저녁은 가볍게 먹거나 아예 거르는 것이 더 자연스러울 수 있다. 사회적 관습을 맹목적으로 따르기보다는, 자신의 몸이 어떤 방식을 선호하는지 스스로 알아가는 것이 중요하다.

과일 주스에 대한 심각한 오해

단 음식에 대한 지나친 갈망이 생기는 이유가 또 하나 있다. 우리는 어린 시절부터 과일 주스를 자주 마시면 좋다고 배웠다. 한때는 신선한 과일과 채소를 먹을 수 있는 환경이 제한적이었고, 주스는 비타민 결핍을 보완하기 위한 대안으로 등장했다. 기술이 발전하면서 계절에 상관없이 과일을 보존할 수 있게 되었고, 비타민 강화 주스까지 출시되며 우리는 자연스럽게 "주스는 건강식이다"라는 믿음을 갖게 되었다.

그러나 오랫동안 간과되어 온 사실이 있다. 주스에는 당 함량이 높고(특히 100퍼센트 과일 주스가 아닌 경우, 설탕이 들어간다), 이렇게 하면 실제 과일이나 채소를 먹을 때 얻는 영양학적 이점이 상당 부분 사라진다는 점이다. 물론 주스를 통해 비타민 C를 섭취할 수 있지만, 소화와 포만감에 중요한 섬유질이나 단백질은 거의 얻을 수 없다. 주스 제조 과정에서 이러한 섬유질이 제거되기 때문이다.

미국 소아과학회 영양위원회가 충치·소화 문제·비만 위험을 근거로 어린이 주스 섭취량 제한 지침을 마련한 것은 1999년에 이르러서였다. 16세 어린이는 하루 약 120~180밀리리터, 7세 이상은 하루 약 240~350밀리리터로 제한하라고 권고했다. 그러나 이 메시지가 제대로 전달되었을까? 팩주스는 여전히 인기 있는 상품으로 전국 아이들의 도시락에서 흔히 볼 수 있다. 더 심각한 문제는 '과일음료'라는 이름의 제품들인데, 이들은 실제 주스 함량이 5~10퍼센트에 불과하고 나머지는 설탕과 인공 향료로 채워져 있어 영양학적으로 탄산음료와 크게 다를 바 없다.

이제는 겨울을 나기 위해, 또는 지역에서 구하기 어려운 과일을 보충하기 위해 과일주스를 마셔야 할 필요성이 사라졌다(식품 사막 food desert에 거주하여 신선한 식품 접근이 제한된 경우는 예외다. 이런 상황에서는 주스가 탄산음료보다는 나은 선택이다). 그럼에도 여전히 많은 아이들이 과일 섭취의 절반가량을 주스로 대신하고 있다. 이런 습관은 시간이 지날수록 체중 증가와 단맛에 대한 미각 중독으로 이어질 수 있다. 주스의 단맛은 실제 설탕에 가까운 강한 자극을 주기 때문에, 결국 우리는 신선한 과일보다는 주스나 더 자극적인 단 음식을 더 자주 찾게 된다. 그 결과, 포만감은 줄고 식욕은 오히려 커지는 악순환이 반복된다.

그동안 오해한 '저혈당'

'저혈당'이라는 용어가 부적절하게 사용되는 바람에 문제가 자주 발생하기도 한다. 저혈당 자체를 부정하려는 것은 아니다. 실제로 저혈당 상태가 아님에도 그렇다고 착각하는 사람이 너무 많아서 문제다. 우리는 어릴 때부터, 음식을 자주 먹지 않으면 저혈당으로 쓰러질 수 있다는 말을 들어왔다. 그래서인지 두통이나 어지럼증이 생기면 많은 사람이 가장 먼저 저혈당을 의심한다. 훨씬 가능성이 큰 다른 원인이 많은데도(뒤에서 더 설명할 예정이다), 정기적으로 음식을 섭취하지 않으면 저혈당이 일어난다는 믿음이 사람들 머릿속에 깊게 자리하고 있다.

저혈당 또는 저혈당증hypoglycemia은 불규칙하거나 빠른 심장 박동·식은땀·불안감·떨림·창백한 낯빛·피로·어지러움 등 다양한 증상을 유발한다. 심하면 혼란·시력 장애·발작에 의식 상실까지 초래할 수 있다. 혈당은 쉽게 측정할 수 있으므로, 저혈당이 의심된다면 당뇨병 환자들이 사용하는 혈당 측정기(혈당 모니터)를 구해 직접 확인할 수 있다. 대부분의 혈당 측정기 세트에는 손가락 끝을 살짝 찔러 혈액을 얻는 채혈침과 검사지가 포함되어 있다.

정확한 결과를 얻으려면, 먼저 평소 혈당을 여러 차례 측정해 기준값을 파악해둬야 한다. 그런 다음 어지러움을 느끼거나 식사 전에 혈당을 측정해 기준값과 비교하면 실제로 저혈당인지 알 수 있다. 메이오클리닉에 따르면 "일반적으로 공복 혈당이 7데시리터당 70밀리그램(70mg/dL) 또는 리터당 3.9밀리몰(3.9mmol/L) 이하일 때 저혈당 경고로 간주하며, 다만 개인마다 기준이 다를 수 있으니 의사와 상담하는 것이 좋다"고 한다. 이처럼 자가 측정을 해보면, 의학적 개입이 필요한 상황인지 판단할 수 있고, 굳이 몇 시간마다 음식을 먹지 않아도 괜찮다는 안도감도 얻을 수 있다.

우리가 지금까지 음식과 영양에 대해 '진리'처럼 믿어온 많은 것들이 사실은 근거 없는 통념에 불과할 수도 있다는 점을 받아들이는 일은 결코 쉽지 않다. 하지만 기존의 관념에서 한 걸음 물러나 새로운 시각을 받아들이기 시작하면, 그때 비로소 음식과 식욕으로부터의 진정한 자유를 경험할 수 있다. 앞에서 우리는 과도한 식욕과 배고픔이 왜 생기는지, 그 원인과 작동 메커니즘을 함께 살펴보았다. 이제 다음으로는, 감정과 식욕이 어떻게 연결되어 있는지, 그리고 감정적 식습관emotional eating에 대해 알아보자.

허기가 원인이 아닐 수 있다

에이미는 십대 시절 치어리딩 대회 중 어지러움을 느꼈다. 배고프다고 말했지만, 코치는 먹을 시간이 없다고 했다. 결국 그는 대회 도중 기절하고 말았다. 놀란 코치는 저혈당일 수 있다며, 두 시간마다 음식을 먹으라고 조언했다. 내가 에이미를 만났을 때 그는 이 조언을 철석같이 믿고 수십 년 동안 예방 차원에서 두 시간마다 무언가를 먹고 있었다. 이후로 기절한 적이 한 번도 없었기에, 이 방식이 효과적이라 확신했다. 실제로 배고픔을 느낀 적도 없고 의사의 진단도 없었지만, '저혈당이 올지도 모른다'는 두려움에 계속 음식을 찾았다.

문제는 실제로 필요하지 않은데도 때마다 음식을 섭취하면 오히려 다른 방식으로 건강을 해칠 수 있다는 점이다. 게다가 단순히 배고픔 때문에 기절할 가능성은 극히 낮다. 누군가 기절하거나 어지러움을 느낄 때 사람들은 가장 먼저 식사를 제대로 안 했을 거라 추측한다. 하지만 다음과 같은 요소가 원인일 가능성이 훨씬 더 크다.

- 탈수/정서적 스트레스/질병/고열/발작/앉거나 누워 있다가 급히 일어남/알코올 및 약물 사용/빈혈

특히 탈수는 주된 원인으로 꼽힌다. 이유 없이 어지럽다면, 무언가 먹기 전에 물을 약 600밀리리터 정도 마셔보자. 물론 의학적으로 특정한 상태에 있거나 약물로 인한 실신, 그에 가까운 상태인 경우도 많고 채혈 상황이나 충격적인 장면을 목격했을 때도 비슷한 반응이 일어난다. 그러나 우리는 우선 음식 부족으로 이 상황을 설명하려 한다. 에이미는 그날 아침 식사를 했고 당뇨병 환자도 아니었다. 단지 몇 시간 음식을 먹지 않았다고 해서 기절할 정도의 심각한 영양 결핍 상태에 처했다기보다는, 다른 근본적인 원인이 있었을 가능성이 훨씬 크다.

에이미는 이렇게 말했다. "나중에 POTS로 진단받았어요. 어릴 때는 그런 말을 들어본 적도 없었죠. 하지만 지금 십대인 제 딸도 같은 질환이 있어요." 기립성 빈맥 증후군postural orthostatic tachycardia syndrome, POTS은 서 있을 때 하반신으로 혈액이 쏠려 심박수가 급격히 상승해 어지러움과 실신을 유발하는 질환이다. "그때도 분명 POTS였다고 생각하지만, 저는 평생 배고픔에 대한 두려움을 안고 살아왔어요." 나는 에이미의 주치의도 아니고 당시 진료하지도 않았지만, 저혈당보다는 POTS가 기절의 원인이었을 가능성이 훨씬 크다는 데 동의한다.

2장

몸이 아니라
감정이 원하는 음식

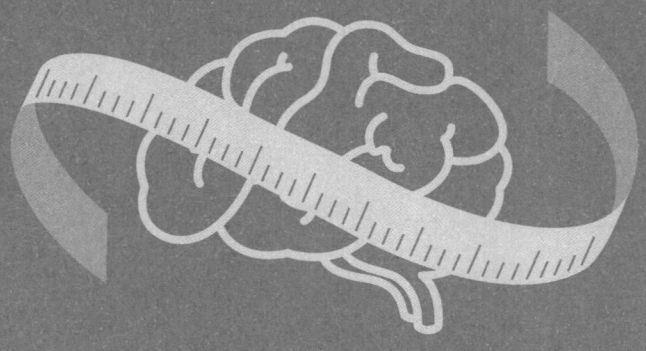

"전 음식을 그저 즐길 뿐입니다." "여행할 때 훌륭한 레스토랑에서 식사하고 특별한 요리를 맛보는 것이야말로 삶의 즐거움이죠!" "와인은 저의 해방구예요. 직장에서 너무 많은 스트레스를 받아서…. 하루를 마무리하고 긴장을 풀기 위해 와인 한 잔이 필요해요."

'감정적 식습관'이라는 표현을 처음 들었을 때, 나는 그것이 나와는 무관하다고 생각했다. 감정적으로 먹는 사람이란, 삶의 어려움을 감당하지 못해 눈물을 흘리며 아이스크림 통을 비우는 사람들을 의미한다고 여겼다. 내 삶은 그렇게까지 비참하지는 않았다. 전반적으로 행복한 가정과 안정된 직업이 있었고, 불평을 달고 살 만한 이유도 없었다. 나보다 훨씬 어렵게 사는 사람이 무수히 많았다. 그래서 나는 내가 감정적으로 먹는 사람이라는 사실을 인정할 수 없었고, 나는 단지 음식을 사랑할 뿐이라고 생각했다. 그렇게 나는 과식하는 근본적인 이유를 애써 거부하고 있었다.

그러나 영양 상담사가 감정적 식습관에 관한 책을 추천해 보기 시작하면서 비로소 깨달았다. 감정적 식습관이란 단순히 감정을 주체하지 못해 폭식하는 행동만 의미하는 것이 아니었다. 신체에 에너지를 공급한다는 본래 목적 외의 이유로 먹는 모든 행위가 감정적 식습관이었다. 배고프지 않은데도 무언가를 집어 먹었던 수많은 순간이 떠올랐고, 나는 즉시 생각을 바꾸었다. 그날 나는 사실 내가 감정적으로 먹는 사람이었음을 인정했다. 그리고 점차 거의 모든 사람이 그렇다는 사실을 깨달았다.

명확히 말하자면, 이 책을 읽는 당신을 포함해 생리적 배고픔 이외의 이유로 음식을 섭취하는 사람은 모두 감정적으로 먹는 사람이다. 우리는 배고프지 않을 때도 음식을 먹는 것에 너무 익숙해져서, 그런 행동을 당연하게 여긴다. 친구가 건넨 간식을 "배고프지 않아서"라는 이유로 거절했을 때, 친구는 웃으며 내게 말했다. "배고픈 것과 먹는 것이 무슨 상관이야?" 오랫동안 나는 이와 비슷한 반응을 많이 경험했다. 우리는 사회적·문화적 압력 속에서, 음식 섭취와 몸의 에너지 필요를 별개의 문제로 여기도록 훈련받았다. 회사 생일 파티에서 케이크 한 조각을 거절하면 분위기를 망치는 사람으로 낙인찍힌다. 이런 상황에서 자신이 정말로 케이크를 원하는지 생각해보는 사람이 거의 없다는 사실은, 우리가 얼마나 본래의 길에서 벗어나 있는지를 보여주는 증거다.

만약 우리가 몸이 원래 설계된 대로 필요한 에너지만큼만 먹고 그 이상은 섭취하지 않는다면, 의학적 문제가 있는 소수를 제외하고는 체중 문제를 겪는 사람이 없을 것이다. 하지만 음식 섭취가 뇌에서 도파민 분비를 촉진하고 보상받는 기분을 주기 때문에, 우리는 음식을 먹으면 기분이 좋아진다. 문제는 여기서부터다. 신선한 공기를 마시거나, 운동하거나, 친구와 대화를 나누거나, 좋은 책을 읽으며 휴식을 취하는 등 도파민을 분비시킬 다른 방법도 많다. 그러나 음식은 가장 간편하고, 접근하기 쉽고, 사회적으로 용인되는 방법이다. 따라서 우리가 마주하기 싫은, 대처 방법을 모르는 감정들(좌절·지루함·스트레스·흥분·분노·불만·통제력 상실·질투·불안·사회적 불편)을 경험할 때, 확실한 위안처로 음식에 의지하게 된다.

잘 모르는 동료의 결혼식에 참석해야 할지 고민 중이라면? 결정을 내리는 동안 무의식적으로 감자칩 한 움큼을 집어 먹는다. 할 일은 많은데 시간이 부족해 오늘 안에 모두 끝내지 못할 것 같다면? 초코바 하나로 '출출한' 마음을 달래본다(광고의 힘은 대단하다!).

체중 증가의 원인에는, 일시적인 완화(음식 섭취, 음주)는 되지만 근본적으로 해결되지 않는 다양한 감정이 자리 잡고 있다. 다시 한번 강조하지만 이 말이 곧 당신에게 우울증이나 심각한 정신 건강 문제가 있다는 의미는 아니다. 내 체중 감량 프로그램에 참여한 의사들은 전문적인 삶에서는 뛰어난 성과를 내고 있지만, 개인적으로는 해결하지 못한 다양한 감정 문제를 안고 상담을 찾아온다. 체중 감량을 원하는 의사들과 코칭을 시작할 때, 나는 그들에게 설문지를 보내 자신의 삶과 직면한 문제들을 어떻게 느끼는지 파악한다.

나는 코칭을 원하는 의사를 만날 때마다 그들이 체중 문제를 겪던 시절의 나와 매우 유사한 심정이라는 사실을 발견한다. 그들은 자신의 삶이 완전히 통제 불능 상태라고 생각하지 않는다. 외롭고 비참하며, 사회적으로 거부당해 음식에서 위안을 찾는 드라마 속 전형적인 인물들과 달리, 내게 찾아온 많은 의사는 임상적 우울증도 없었고 일상에서의 역할 수행에 어려움을 겪지도 않았다. 그러나 이들은 실제로 계속된 도전과 스트레스에 직면했고, 감정을 억누르거나 달래기 위해 음식을 찾았다. 대부분은 자기가 가진 과체중 문제의 구체적인 이유, 이전에 목표를 달성하지 못한 원인을 정확히 설명할 수 있었다.

내 고객 실라는 설문지에 이렇게 답했다. "체중은 제가 통제하지 못하는 유일한 문제예요. 인생에서 제어할 수 없는 단 하나의 문제가 이것이라니, 정말 힘듭니다. 살을 빼고 싶기도 하지만, 그보다는 살을 빼야 한다는 생각에서 벗어나고 싶어요. 그냥 더는 체중을 신경 쓰고 싶지 않아요." 이러한 상태에 도달하는 가장 효과적인 방법은 어떤 감정이 이런 행동 패턴을 유발하는지 이해하는 것이다. 이제부터 이에 관해 자세히 살펴보겠다.

감정적 식습관, 나도 가지고 있을까?

자신이 감정적으로 먹는 사람인지 다음 질문에 답해보자.

- 배고프지 않은데도 뭔가 먹고 싶을 때가 있는가?
- 왜 그러는지도 모르게 냉장고나 찬장 앞에 서 있을 때가 있는가?
- 포만감을 넘어서까지 과식하는 경우가 종종 있는가?
- 음식이나 술을 자신에게 주는 보상이나 선물로 활용하는가?
- 음식을 끊임없이 생각하거나 다음에 뭘 먹을지 항상 생각하는가?

위 질문 중 단 하나라도 '그렇다'라고 답했다면, 당신은 감정적으로 먹는 사람이다.

음식과 감정의 연결고리:
왜 먹는 것으로 위로받을까?

나는 한 번도 마른 체형이었던 적이 없었다. 어릴 적부터 감정적 식습관의 영향이 약간 있었지만, 대학 시절까지는 체중에 큰 문제가 없었다. 그때 가장 기억에 남는 건 심한 압박감이었다. 일류 대학에 진학했으나 전공 공부가 너무 버거웠고, 처음으로 가족과 떨어져 생활하느라 부담이 컸다. 모든 것을 스스로 책임져야 했고 모든 게 낯설기만 했다. 룸메이트 중 한 명은 수영 선수였는데 정말 잘 먹었다. 신진대사가 엄청났던 거다. 그렇게 많이 먹는데도 살이 찌지 않는 친구를 보며 깜짝 놀랐다. 이해가 안 됐다. 저 친구는 먹어도 살이 안 찌는데 나는 왜 그럴 수 없지? (물론 나는 운동선수처럼 운동하지는 않았다!) 그 친구만큼 많이 먹지는 않았지만 내 몸에 필요한 양보다는 분명 더 많이 먹었고, 그마저도 별로 건강에 좋지 않은 음식들이었다. 학식을 신청했기 때문에 별로 맛있지 않아도 구내식당에서 먹을 수밖에 없었다. 생활비 때문에 어쩔 수 없이 나오는 대로 먹었지만 만족한 적은 거의 없었다. 밤늦게까지 숙제나 공부를 하다 보면 다시 배가 고팠다. 간식과 공부는 떼려야 뗄 수 없는 관계였다. 내 방 바로 아래층에 늦게까지 여는 매점이 있어서 모차렐라 치즈스틱과 프리미엄 아이스크림을 쉽게 살 수 있었던 것도 원인이었다.

'신입생 15', 즉 대학 입학 첫 해에 평균 15파운드(약 7킬로그램)의 체중이 늘어난다는 통설은 여러 이유로 실제와 크게 다르지 않다. 대학생들 상황은 대체로 비슷하다. 처음 혼자 살기 시작하면서 성인이 되는 법을 배우는 동시에 학업 스트레스는 크고, 수면 시간은 부족한데 그만 먹고 자라고 말해줄 사람도 없다. 오번대학교 연구에 따르면 대학생 약 70퍼센트가 재학 중 살이 찐다. 보통 입학 후 첫 몇 달 동안 체중이 증가한다는데 내 경우는 꾸준히 늘지는 않았다. 특정 체중에서 멈췄고, 학교 밖에서 친구와 함께 몇 년간 살면서 그럭저럭 이를 유지할 수 있었다. 그러다 의대에 입학하고서부터 체중 관리가 훨씬 어려워졌다.

의대 2년 동안 매주 월요일마다 시험 수준의 '퀴즈'를 봐야 했다. 주말 내내 공부만 하고 다른 걸 할 틈이 없었다. 항상 지쳐 있었고 스트레스를 풀 방법도 없었다. 공부에 열중하다 보면 좋은 도서관 자리를 뺏길까 봐 걱정되어 잠깐이라도 자리를 비울 수 없었다. 요리를 해서 먹거나 음식을 데울 생각은 꿈에도 하지 못했다. 학생들 모두가 자판기, 커피숍, 편의점 프레즐, 빵, 탄산음료 같은 것으로 끼니를 때우곤 했다. 더구나 당시 나는 감정을 제대로 관리하지 못했다. 사실 내 감정이 어떤지도 파악하지 못했다. 그저 '현실적으로 생각해야지. 밥 먹으러 나갔다가 자리 다시 찾으려면 시간이 없어. 그냥 여기서 먹을 수 있는 걸로 때우자'라고 생각할 뿐이었다. 지금 돌이켜보면, 과식하거나 나쁜 음식을 먹게 한 주된 감정은 다가오는 퀴즈를 잘 못 볼지도 모른다는 두려움과 스트레스였다. 그 시절, 이런 감정을 해소할 다른 방법을 알았더라면, 이렇게 오랜 시간 체중 문제로 힘들어하지는 않았을 것이다.

의대 3학년 때 병원에서 임상 근무를 시작했다. 믿기 힘들겠지만 건강하게 먹기가 오히려 더 어려워졌다. 아이러니하게도 의료계에서는 몸의 정당한 요구를 거부하며 노력해야 비로소 인정받는 분위기가 있었다. 제대로 잠도 못 자는 하루가 매일, 매달, 매년 계속되는 이 일상이, 업계에서는 당연한 일이었다. 병원에 식당이 있었지만 대부분 햄버거나 감자튀김 같은 건강에 좋지 않은 음식이었고(건강에 좋은 음식도 있었지만 별로 끌리지 않았다), 아주 급하게 먹어야 할 때는 바로 옆에 있는 웬디스에 가곤 했다. 환자 건강을 위해 일하는 병원에서 기름진 패스트푸드를 먹는 게 얼마나 모순된 일인지는 나도 잘 알았다. 하지만 그게 가장 쉽게, 가장 빨리 먹을 수 있는 음식이었다.

수련의 과정의 특징 중 하나는 '조별 아침 식사'다. 아주 이른 아침 병동 회진을 마치면, 수련의들이 모여 함께 아침을 먹으며 긴 하루를 버틸 에너지와 카페인을 채운다. 수련의는 하루가 어떻게 흘러갈지 전혀 예측할 수 없으므로 언제 쉴 수 있을지, 쉴 수는 있는 건지 알 도리가 없다. 막 진료를 마치고 점심을 먹으러 가는데 담당 간호사가 "옆방에서 양 교수님 수술 중이세요. 빨리 들어가 주세요"라고 부를 수도 있다. 여기에 "네, 밥 좀 먹고 와서 들어갈게요"라고 할 수는 없는 노릇이다.

그래서 나는 팀원들과 함께 아침을 실컷 먹었다. 의사들 사이에서는 "먹을 수 있을 때 먹고, 잘 수 있을 때 자며, 췌장은 건드리지 않는다"라는 격언이 있다(췌장 수술이 극도로 위험하고 복잡하기에 정말 필요한 경우가 아니면 피해야 한다는 의미—편집주). 이 말을 가슴에 새기고 먹을 수 있을 때마다 실컷 먹었다. 베이컨, 달걀, 팬케이크, 프렌치토스트… 뭐든 닥치는 대로 먹었다. 이런 결핍 상태로 살다 보니 '언제 다시 먹을 수 있을지 모르니 지금 실컷 먹어둬야지!'라고 생각하게 됐다. 하지만 보통은 나중에 먹을 기회가 또 생겼다. 물론 그때가 되면 별로 배고프지 않아도 기회를 놓치지 않고 또 먹었다. 결국 나는 내 욕구를 충족하지 못할지도 모른다는 막연한 두려움을 항상 안고 살면서 욕구를 충족할 기회라면 뭐든, 언제든 움켜잡았다.

사실 이런 생각은 어릴 때 어머니가 무심코 심어준 교훈의 연장선이었다. 어머니는 휴가를 떠날 때면 언제 또 밥 먹을 수 있을지 모르니까 아침을 든든히 먹어두라고 하셨다. 사실 그 말은 "점심을 11시 30분에 먹게 될지 1시 15분에 먹게 될지 모른다"는 뜻이었지만, 어린 내 머릿속은 어머니 말씀을 그대로 받아들여 "나중에 배고픔을 채울 수 없을지도 모르니 지금 잔뜩 먹어둬야 해. 그렇지 않으면 굶을지도 몰라"라고 해석했다. 흥미롭게도 이 사고방식은 오랫동안 내 뇌리에 남아 지금도 휴가를 떠나기 전이면 생각나곤 한다.

의대 4학년 때 처음으로 웨이트와쳐스에 등록했다. 결혼을 앞두고 가장 멋진 몸매로 웨딩드레스를 입고 싶어서였다. 살이 쪘다 빠지는 롤러코스터에 본격적으로 올라탄 건 바로 이때부터다. 다이어트 중일 때는 엄격한 계획을 따르다가도 이따금 계획을 어기고 마음껏 먹기를 반복하며 계속 배고픔과 박탈감에 시달렸고, 다이어트 종료 기간이 되면 적정량을 훌쩍 넘기며 먹고 싶은 만큼 먹었다. 신혼여행에서 돌아와 살이 붙은 나는 다시 웨이트와쳐스를 찾았지만, 다이어트 모임을 한동안 또 쉬었던 인턴십 기간이 되면 어김없이 다시 살이 쪘다.

나는 내 행동이나 감정을 전혀 알아차리지 못했다. 음식은 스트레스를 받거나 피곤할 때 긴장을 풀기 위한 가장 손쉬운 위안이었다. 그런데도 나는 그 사실조차 인식하지 못했고, 그저 남들처럼 먹는다고만 생각했다. 그리고 다른 사람은 괜찮은데 내 몸만 점점 불어나는 것 같았다.

사실 날 가장 당황시킨 건 내 옷장이었다. 우리는 모두 수술복을 입었다. 수술복에는 허리끈과 목 뒤의 줄무늬 색깔로 사이즈가 표시되어 있어 자신에게 맞는 옷을 빠르게 찾을 수 있었다. 주황색 끈은 스몰 사이즈, 녹색 끈은 미디엄 사이즈였다. 동료들이 나를 흘끔 보기만 해도 끈 색깔로 내가 입은 수술복 사이즈를 한눈에 알 수 있었다. 얼마 안 가 수술복이 꽉 끼어서 한 사이즈 더 큰 것을 입어야 했고, 끈 색이 바뀌었으며, 모든 사람이 그 사실을 알게 되었다. 정말로 내 수술복 끈 색깔을 눈여겨본 사람이 있었을까? 아마 없었을 것이다. 하지만 나는 자괴감에 빠지고 혼란스러웠다. 왜 다른 사람들은 나처럼 살이 찌지 않는 걸까?

물론 24시간 내내 그들을 따라다니며 정말 나처럼 먹는지, 아침을 실컷 먹고 점심은 건너뛰는지, 퇴근 후 감자칩과 살사 소스를 한가득 먹는지 확인할 수는 없었다. 게다가 사람마다 체질도 다르다. 하지만 나만 그렇다는 게 불공평하게 느껴졌다. 나 자신과 내 몸에 대한 부정적 감정이 스멀스멀 올라왔지만 어쩐지 먹고 싶은 충동은 가라앉지 않았다. 오히려 음식으로 관심을 돌리려는 욕구, 감정을 무디게 만들려는 욕구만 자극됐다.

처음에는 스트레스와 피로에서 비롯된 반응이었던 감정에 새로운 층이 더해졌다. 배고픔과 욕구불만에 대한 걱정, 외모에 관한 부끄러움, 다른 동료들은 나와 같은 문제를 겪지 않는 것 같다는 질투 같은 감정들이었다. 여러 감정을 외면하기 위해 먹는 일에 익숙해지면 언제 특히 과식하게 되는지 정확히 알 수 없다. 하지만 이런 현명한 말이 있다. "과식하는 이유를 모르겠다면 과식을 멈춰보라. 그러면 이유를 알게 될 것이다."

다시 말해 어떤 감정을 피하려고 먹는 행동을 그만두면, 음식으로 도파민을 유발해 해결하려던 감정 문제를 직면할 수 있다. 이것이 가장 중요하다. 우리는 어떤 식으로든 불만족스럽거나 불편하거나 기분이 나쁠 때 편리하고 확실하게 기분을 전환할 방법을 찾는다. 살면서 특정 시기부터 과식하는 습관이 생겼다면 그때 감정적으로 어떤 어려운 문제가 있었는지 생각해보자. 음식과의 관계가 틀어지게 된 계기가 있었는지 잠시 돌아보자. 이어서 몸에 필요하지도 않은 음식을 먹게 되는 다양한 이유와 상황을 살펴보고자 한다.

축하하기 위해 먹고

우리가 음식에 많은 감정을 부여하는 또 다른 이유는 어릴 때부터 모든 행사나 축하에서 음식이 중심이었기 때문이다. 생일 파티에서는 케이크와 아이스크림을 실컷 먹는 게 당연한 분위기다. 장난감과 사탕이 가득 든 봉지가 여기저기 있고, 숙제를 잘하면 선생님이 상으로 사탕을 주고, 부활절에는 토끼 모양 초콜릿을 먹고, 밸런타인데이에는 하트 모양 초콜릿 상자를 주고받는다. 이렇게 우리는 음식을 축하나 즐거움과 연결짓도록 배운다. 우리의 뇌는 '학습 기계'다. 특정 음식을 보면, 그와 함께한 가족이나 친구들과의 즐거운 순간을 떠올리고, 그 기억은 다시 음식에 대한 정서적 의미를 강화시킨다. 추수감사절을 떠올리면 너무 많이 먹어서 움직이지도 못한 채 배를 두드리며 소파에 늘어진 친척들 모습이 빠질 수 없다.

몸에 좋은 음식을 먹으려 노력하다가도 주변 사람이 권하는 음식을 받아야 한다는 압박을 느끼기도 한다. 내가 만난 환자 대부분은 가족이 도움을 준다고 말했다. 하지만 당신 곁에는 이해심이 부족한 사람도 있기 마련이다. 당신이 건강한 음식만 고집하면 그들은 마치 자기 식습관을 비난당하는 듯한 불편함을 느끼고 그 감정을 당신에게 투사해 의도치 않게 방해가 되기도 한다. 그런 사람들은 의도적이든 아니든 당신의 계획을 방해해 건강에 좋지 않은 음식을 먹게 만든다.

이런 축하 행사가 가끔 있거나 진짜 특별한 경우에만 과식하는 경우라면 탐식은 큰 문제가 아니다. 하지만 조금만 생각해보면 축하를 핑계로 무언가를 먹는 일이 얼마나 자주 있는지 알 수 있다. 친구가 승진했거나, 아이가 좋은 성적을 받았거나, 어머니의 건강 상태가 좋아졌거나, 한 주를 무사히 보냈다거나, 누군가 약혼했다거나, 7월 4일 독립기념일이라거나, 슈퍼볼 경기가 있는 주말(추수감사절 다음으로 음식 소비가 많은 날!)이거나, 옛 친구가 놀러 오거나, 교회에서 포틀럭 파티가 있어서 먹는다. 그냥 7월 15일이라 먹어야겠다거나, 음식이 많이 남아서 또 뭔가를 축하해야겠다는 생각이 들기도 한다. 우리는 음식으로 기념할 크고 작은 온갖 핑계를 찾는다. 외식하든, 파티를 열든, 그냥 집에서 먹든 스스로에게 일종의 선물을 주는 셈이다.

이런 식으로 하면 무슨 일만 생겨도 음식이 계속 떠오르고, 뇌에는 무의식적으로 이런 축하 음식이 매우 중요하다고 각인된다. 모든 축하 행사에는 기념할 만한 특별한 음식이 있어야 할 것 같다. 게다가 그 음식은 대체로 설탕과 밀가루가 들어간 것들이다. 200년 전에는 케이크 한 조각이 정말 특별한 선물이었다. 설탕이 비싸서 쉽게 구할 수 없었기 때문이다. 당시에는 분명 무슨 일이 있을 때마다 케이크를 먹지는 않았을 것이다. 시골 상점마다 트윙키 초코바나 도넛

이 있는 것도 아니었을 테다. 하지만 오늘날에는 이런 음식이 문화가 되어 당연하게 여겨진다. 게다가 요즘에는 고작 두 살짜리 아이의 생일파티용으로 멋진 디자인의 케이크를 맞춤 주문할 정도로 점점 그 수준이 높아지고 있다.

생일에 레스토랑에 가면 요청했든 안 했든 직원이 촛불을 켠 특별 디저트를 가져올 가능성이 크다. "아니요, 괜찮아요"라고 거절하면 다른 디저트를 원한다고 생각할 것이다. "아이스크림은 어떠세요? 싫으세요? 큼지막한 파이 한 조각 드릴까요? 얼굴만 한 쿠키는요? 됐다고요? 왜요? 생일이잖아요! 좀 편하게 사세요! 생일인데 칼로리 따위는 잊으세요." 디저트를 거절하면 상대는 정말로 내게 문제가 있다고 여기기 쉽다. 저항을 줄이려면 그저 미소 지으며 디저트를 받아야 한다.

사랑의 표현으로 먹고

음식으로 기억하는 것은 행복한 시간만이 아니다. 누군가 슬픔에 빠졌을 때 우리는 어떻게 하는가? 먹을 것을 가져다준다. 누군가 아프거나 힘들거나 비극적인 일을 겪었다면? 역시 먹을 것을 가져다준다. 우리는 그런 식으로 사랑을 표현한다. 대체로 이런 경우에 가져다주는 음식엔 영양가가 있진 않다. 캐서롤, 푸짐한 파스타, 롤빵처럼 이른바 "마음을 위로하는 음식"이다. 요리를 못한다면 식당 상품권을 준다. 힘든 이별을 겪는 친구에게는 도넛 한 상자나 아이스크림 한 통, 와인 한 병을 들고 찾아가기도 한다.

음식으로 사랑을 표현하는 것 자체는 잘못이 아니다. 다만 음식이 아닌 다른 방식으로도 얼마든지 사랑을 표현할 수 있는 걸 유념하

자. 상대방이 실제로 그 음식을 원하지 않을 수도 있다. 상상해보라. 슬픔에 잠긴 사람이 체중 관리를 위해 노력 중이라면, 친구가 정성껏 만들어온 고칼로리 파스타를 먹지 않고 버려야 하는 상황에서 얼마나 죄책감을 느끼겠는가?

음식을 전하는 것 외에도 그들을 위해, 그들과 함께 무언가를 하면서 도움을 줄 수 있다. 곁에서 이야기를 들어주거나, 빨래를 대신 해주거나, 차에 기름을 채워주거나, 아이를 돌봐줄 수도 있다. 잔디를 깎아주거나, 감사 카드를 쓰는 일을 도와주거나, 약을 대신 타주거나, 정원 잡초를 뽑아주는 등 수많은 일을 해줄 수 있다. 외로움을 느끼지 않도록 함께 산책하자고 제안하거나 장을 보러 같이 가줄 수도 있다. 사회적 관계를 유지하거나 애도를 표할 때 반드시 음식이 있어야 하는 것은 아니다.

즐거움을 위해 먹고

지금은 그 어느 때보다 음식 이미지와 이야기가 넘쳐나는 시대다. 수많은 레시피 사이트는 더 이상 요리책처럼 레시피만 달랑 알려주지 않는다. 대부분 레시피에는 길고 감성적인 이야기가 덧붙여 있다. 시나몬 향기 가득한 부엌에서 할머니와 함께 만들던 음식 이야기라든가, 너무 맛있어서 십대 아들이 만드는 법을 알려달라고 졸랐다는 이야기가 적혀 있다. 다른 사람이 음식으로 행복한 경험을 했다는 사실을 알면 나도 그런 경험을 하고 싶다는 로망이 생기기 마련이다.

음식 사진을 찍어 인스타그램에 올리고, 다른 사람의 음식 사진에 '좋아요'를 누르거나 댓글을 달고, 식당에서 먹은 음식에 관해 블로

그에 꼼꼼하게 후기를 남기고, 케이크 장식·식당 운영을 다루는 프로그램이나 고급 디저트 만들기에 도전하는 프로그램도 본다. 마음만 먹으면 24시간 내내 군침 도는 음식 이미지에 둘러싸인 채 살아갈 수 있다. 나도 여기에 푹 빠져버렸고, 오랫동안 그렇게 살았다. 우리 가족은 여러 해 동안 거의 매일 저녁 푸드넷Food Network 채널을 시청했다. 거기서 단순한 요리 강좌보다는 음식을 주제로 한 경연이나 예능 프로그램을 주로 보았다. 아이들이 즐겨 보던 〈춥트주니어〉(Chopped Junior, 어린이 참가자들이 제한된 재료로 창의적인 요리를 만들어 심사위원에게 평가받는 요리 경연 프로그램—편집주)는 무의미한 만화보다 훨씬 건강한 콘텐츠로 여겨졌다. 어린 나이에 창의적인 요리를 선보이는 모습이 아이들에게 좋은 본보기가 된다고 생각했기 때문이다.

모든 음식 관련 팟캐스트를 섭렵하고 요리 잡지를 구독하며, 나는 유럽 전역의 미식 레스토랑을 순례하는 꿈을 키웠다. 과거 컬럼비아 하우스가 "단돈 1페니에 카세트테이프 열두 개!"라는 유혹적인 첫 구매 조건으로 고객을 끌어들였던 것처럼, 나도 저렴한 초기 비용에 현혹되어 월간 요리책 구독 서비스에 가입했다. 어느새 내 집은 화려한 비주얼의 요리책으로 가득 찼다. 책 속 요리들을 뚝딱 만들어내는 사람이 되고 싶어 가끔 레시피를 따라 해보았지만, 복잡한 요리법과 바쁜 일상은 좀처럼 조화를 이루지 못했다. 결국 대부분의 책은 사진만 훑고 상상 속으로만 맛을 음미하는 장식품이 되었다.

무료 레시피를 발견한 후, 나는 여러 음식 블로그를 구독하며 "언젠가 해볼 요리" 목록을 계속 늘려갔다. 메일함을 열 때마다 쏟아지는 음식 콘텐츠에 지치자, 결국 이메일 필터를 설정해 별도 폴더로 분류했다. "눈에서 멀어지면 마음에서도 멀어진다"는 말처럼, 레시피는 곧 잊혔다. 최근 폴더를 정리하다 과거의 내가 수십 개의 음식 블로그를 팔로우해온 사실에 놀랐다. 음식 관련 자극이 넘치는 환경에선 하루 종일 음식 생각에서 벗어나기 어렵다. 이런 상황에서 식습관을 바꾸는 건 애초에 쉽지 않은 도전이다.

우리는 음식에게 본연의 역할을 넘어 과도한 의미를 부여한다. 단순한 영양 공급을 넘어 위안과 즐거움의 원천으로 삼는다. 음식이 그동안 내 삶에서 기쁨을 주는 역할을 얼마나 많이 담당했는지 인정하기까지 오랜 시간이 필요했다. 처음에는 소중한 무언가를 잃은 듯한 상실감이 밀려왔지만, 결국 모든 것을 내려놓기로 했다. 푸드넷 시청을 중단하는 대신 HGTV(주택 및 부동산 채널—옮긴이)를 보기 시작했다. 음식 팟캐스트 구독을 해지하고, 핀터레스트에서 레시피 검색을 그만두었으며, 새 요리책 구매도 중단했다. 그러자 놀라운 변화가 찾아왔다. 음식에 대한 집착적인 생각이 현저히 줄어든 것이다.

끊임없는 음식 자극에서 벗어나자 지속적인 갈망으로부터 자유로워졌다. 이는 전체 여정의 한 단계에 불과하지만, 결정적인 전환점이기도 했다. 이제 나는 음식 외에 내가 진정으로 어떤 사람이고, 무엇에 가치를 두며, 어떤 것을 진정으로 즐기는지 발견해야만 했다.

굳이 음식이 아니더라도

그렇다면 음식 즐기기를 완전히 포기해야 할까? 물론 그렇지 않다. 음식을 즐기는 것은 자연스러운 인간의 기쁨이다. 체중 감량을 위해 아무것도 먹지 않고 지루한 운동만 반복할 필요는 없다. 중요한 것은 음식에서는 적절한 즐거움을 얻되, 일상의 다양한 다른 원천에서 기쁨을 찾는 것이다.

삶의 즐거움에 의식적으로 주의를 기울이고, 그 순간의 감정을 돌아보며 천천히 음미하면 일상 곳곳에서 기쁨을 발견할 수 있다. 긍정적인 감정에 주목하고 그 느낌을 간직하자. 우리는 종종 다음 일정에 쫓기며 서두르느라 일상 속 작은 감각들이 선사하는 소중한 기쁨을 제대로 경험하지 못한다. 숨가쁘게 바쁜 일상을 잠시 멈추고 현재의 기분 좋은 감각을 충분히 즐기는 연습이 필요하다.

다른 영역에서 충분한 즐거움을 찾지 못하면, 그 부족함을 음식에서 채우려 하게 된다. 그러면 음식이 주는 자연스러운 만족감 대신 설탕과 밀가루가 가져다주는 과도한 쾌감에 의존할 위험이 커진다. 이는 좋은 책을 천천히 읽는 깊은 만족감 대신, 비디오 게임의 강렬한 자극에 빠지는 것과 같다. 음식을 먹는 순간은 마치 잘 쓰인 소설의 문장을 음미하듯, 서두르지 않고 그 자체로 충만한 기쁨을 선사하는 경험이 되어야 한다.

일상의 소소한 습관도 충분히 집중하면 놀라운 즐거움이 된다. 가령 샤워나 머리 감기를 귀찮은 일과로 여기며 다른 생각에 빠진 채 무심코 진행하는 대신, 자신을 위한 특별한 돌봄의 시간으로 바라보면 일상적인 행동이 즐거운 의식으로 탈바꿈한다. 우리 주변에 얼마나 많은 소소한 기쁨이 있는지 생각해보자. 석양을 바라보며 산책하기, 형형색색의 단풍 구경하기, 친구와 차 한잔 나누기, 깨끗이 정돈된 공간 만들기, 좋아하는 음악 감상하기, 오랜 지인에게 안부 전화하기, 선반을 장식하거나 멋진 크리스마스 장식을 거는 등 집 안을 창의적으로 꾸미기, 소중한 가족사진 찍기 등, 일상 공간을 좀 더 나답고, 더 따뜻하고 즐거운 곳으로 만들 방법을 찾아보자.

미식문화: 음식이 정체성이 되지 않게

겉보기에 '미식 문화'는 무해해 보인다. 미식가란 좋은 음식, 특히 고급 요리를 즐기는 사람이다. 그러나 스스로 미식가라고 규정하면, 이 생각이 정체성에 깊이 새겨지게 된다. 미식 문화는 음식 예능처럼 끊임없이 음식에 관한 생각을 불러일으킨다. 이제 음식은 단순한 생존 수단이 아니라 나를 규정하는 존재가 되었기 때문이다. '미식가'라는 타이틀은 미각 훈련이나 요리 평가라는 명분으로 어떤 음식이든 먹어도 괜찮다는 허가증이 된다.

'미식가'라는 타이틀은 음식에 대한 강박을 키운다. 일상이 음식을 중심으로 돌아가기 시작한다. 음식을 삶에 적절히 통합하는 대신, 끊임없이 음식을 중심에 둔다. 출근길에 점심 메뉴를 고민하고, 저녁 식사 장소를 계획하며, 동료들과 어제 먹은 음식에 관해 토론하고, SNS의 '미식 커뮤니티'에 가입한다. 음식과 삶의 경계가 흐려지면서 끊임없이 산만한 상태가 된다. 몸과 더 건강한 관계를 형성하고 과식 습관을 개선하려 할 때, 이런 행동은 새 연인을 집에 초대하면서 과거 애인의 사진을 집안 곳곳에 전시해놓는 것과 다를 바 없다. '음식이라는 짐'을 내려놓고 가뿐하게 새출발하자.

다이어트를 뇌에서 시작해야 하는 이유

셰익스피어는 『햄릿』에서 "좋은 것도 나쁜 것도 없다. 생각이 그렇게 만들 뿐이다"라고 썼다. 무슨 의미일까? 실제로 모든 것은 중립적이라는 뜻이다. 바깥 온도가 28도이고, 나는 사무실에 있다. 콘서트장에 5천 명이 모여 있다. 이런 상황을 '좋다', '나쁘다' 또는 '그저 그렇다'로 판단하는 것은 전적으로 개인의 해석이다. 같은 상황에서도 사람마다 전혀 다른 반응을 보일 수 있다. 어떤 이에게 28도는 완벽한 온도지만, 다른 이에게는 견디기 힘든 더위일 수 있다.

때로는 현실을 잘못 해석하기도 한다. 산책 중 뱀을 만났다고 생각했을 때가 그랬다. 순간 나는 공포에 질려 '싸움-도피' 반응이 발동되었고 비명을 지르며 뒤로 물러났다. 심장은 격렬하게 뛰고 호흡은 가빠졌다. 그러나 다시 보니 그것은 단지 정원용 호스였고, 나는 허탈하게 웃으며 가던 길을 계속 걸어갔다.

놀라던 순간, 내가 본 뱀의 형상이 호스였다는 객관적 사실은 변함없었지만, 내 뇌는 상황을 완전히 다르게 해석했다. 뇌는 안전을 확보하고 세상을 이해하기 위해 끊임없이 주변 환경을 해석한다. 우리는 자신의 해석을 객관적 사실로 받아들이지만, 때로는 이러한 해석이 실제 현실과 전혀 일치하지 않을 수 있다. 마음 다스리기를 배울 때는 어떤 상황에서 무엇이 객관적 사실인지 파악하고, 그 사실에 대한 우리의 해석과 사실 자체를 분리하는 능력을 키워야 한다. 이 과정을 시작하려면 먼저 다이어트가 왜 뇌에서 시작되어야 하는지 이해해야 한다.

생각과 믿음을 구별하기

본질적으로 생각은 신경 세포 2개가 함께 발화하여 의미를 형성할 때 생겨난다. 우리 뇌는 자신과 주변에서 일어나는 모든 일에 의미를 부여하며 세상을 이해하기 위해 끊임없이 노력한다. 연구에 따르면 하루에 우리가 떠올리는 생각은 무려 6만 개가 넘는다! 다행히도 이 모든 생각을 하나하나 의식할 필요는 없다. 중요한 점은 뇌가 쉴 새 없이 모든 경험에 의미를 부여하는 '해석 기관'이라는 사실을 깨닫는 것이다. 제대로 관리하지 않으면 뇌는 종종 부정적이고 때로는 해로운 의미를 만들어내기도 한다.

생각과 믿음은 어떻게 다를까? 믿음이란 당신이 진실이라고 확신하는 생각이다. 예를 들어 "수입보다 지출이 많아서는 안 된다", "사후 세계가 존재한다"와 같은 생각들은 믿음이다. 믿음은 반복되는 생각에서 형성되기도 한다. 어떤 생각이 자주 떠오르면, 결국 그것을 진실처럼 믿게 되는 것이다. 우리가 가진 핵심 믿음 중 상당수는 유아기, 특히 8세 이전에 형성된 경우가 많다. 믿음은 빠르게 만들어질 수 있으며, 특히 강한 부정적 감정과 결합될 때 훨씬 더 단단히 고착된다. 대부분의 사람은 자신이 어떤 믿음을 갖고 있는지도 모른 채 살아간다. 믿음은 대개 잠재의식 속에서 조용히 작동하기 때문이다. 컴퓨터에 비유하자면, 모니터 화면에 출력된 것이 생각이고 컴퓨터 프로그램은 믿음이다. 사람들 대부분은 자신과 세상에 관한 특정 믿음을 갖고 있는데, 이러한 믿음들이 우리를 크게 제한한다. 우리는 자신의 한계가 절대적 진실이라고 믿지만, 사실 그것은 우리가 믿도록 배웠거나 어린 시절에 진실이라고 해석한 것에 불과하다.

생각에 감정 더하기

생각과 믿음은 함께 감정을 만들어낸다. 감정은 단순하며 대개 '화남', '평온함', '흥분', '만족', '불안', '외로움' 같이 한 단어로 표현된다. 우리는 종종 감정과 생각을 혼동한다. "조가 회의에서 내 성과를 무시한 것 같은 느낌이 들어." 하지만 이것은 감정이 아닌 생각이다. 감정은 '상처받았다'라거나 '좌절했다' 같은 느낌으로, 생각의 결과로 나타난다. 우리는 이런 감정을 바탕으로 특정 행동을 실행하거나, 하지 않는다. 이 순환 과정을 이해하면 행동의 원인을 파악하고, 상황을 다르게 해석하여 원하는 결과를 얻을 수 있다.

많은 경우 우리는 자기 생각과 그로 인한 결과 사이의 연결고리를 보지 못한다. 그 결과가 원했던 것이든 아니든 상관없이 말이다. 생각을 다스리는 법을 배우면 예상보다 많은 것을 통제할 수 있게 된다. 이것이 바로 인지행동치료cognitive behavioral therapy, CBT의 핵심이다. 생각(인지)을 통제하면 행동을 변화시킬 수 있다는 원리다. 이 접근법은 공포증·공황장애·우울증과 같은 흔한 문제들을 해결하는 데 매우 효과적이며, 과식하는 행동에도 분명히 도움이 된다.

생각의 순환을 이해하면 "왜 초콜릿을 참지 못했지?"나 "왜 운동을 또 건너뛰었지?"와 같은 결과를 차분히 살펴볼 수 있다. 먹지 말아야 한다고 알면서도 과자를 먹거나, 운동해야 한다고 알면서도 소파에 눕는 이유를 알고 싶다면, 당신의 생각이 감정을 만들고 그 감정이 행동으로 이어지는 '순환 구조'를 분석해보면 그 답을 찾을 수 있다.

식습관을 바꾸는 사고습관

생각의 순환은 일상의 사소한 문제부터 삶을 완전히 바꾸는 심각한 문제까지 모든 상황에 적용할 수 있다. 간단한 예를 들어보자. 당신은 단골 식당에서 점심을 주문하고 있다. 주인이 카운터에서 미소를 지으며 브라우니를 건네며 말한다. "이거 서비스예요!"

생각: '와, 브라우니가 정말 맛있어 보인다! 진하고 촉촉하고 부드러워 보이네. 내가 딱 좋아하는 스타일이야. 공짜로 주다니 정말 친절하네. 오늘 브라우니 먹을 계획은 없었지만 한 조각 정도라면….'
느낌: 브라우니를 먹고 싶다.
행동: 브라우니를 먹는다.

그 결과는 어떨까? 대부분 브라우니를 먹기로 한 결정을 후회할 것이다. 자제력이 부족했던 자신을 비난하며 왜 간단히 "아니요, 괜찮습니다"라고 말하지 못했는지 자책한다. 이렇게 반복되면서 브라우니를 못 참고 먹을 거라는 믿음이 강해지고, 설탕에 대한 갈망은 더욱 커지며, 결국에는 체중 증가로 이어진다.

계획을 한번 어기는 것이 별일 아니라고 생각하고 싶겠지만, 실제로 이는 중요한 문제다. 일정 기간 밀가루와 설탕을 끊었다가 다시 먹으면 뇌는 '오! 다시 돌아왔구나!'라고 반응한다. 그러면 당신은 과도하게 넘치는 욕구의 영역으로 되돌아가 그것을 억제하는 과정을 다시 겪어야 한다. (물론 그렇게 할 수는 있지만, 굳이 그럴 필요가 없는데 왜 이런 일을 반복하는가?) 결과는 당신의 행동에 따라 결정된다.

생각은 자동으로 생겨나기에 통제할 수 없을 것 같고, 브라우니는 정말 거부할 수 없는 존재처럼 느껴진다. 그 앞에서 어떻게 다른 생각을 할 수 있단 말인가? 하지만 이런 생각의 흐름을 당신이 직접 선택하고 바꿀 수 있다면 어떨까?

사실 브라우니 자체가 당신을 지배하는 것이 아니다. 당신을 지배하는 것은 브라우니에 대한 '생각', 즉 당신이 그 음식에 부여한 '의미'다. 그 생각이 바로 욕망의 크기, 또는 욕망의 부재를 결정한다. 대부분은 음식을 보자마자 떠오르는 생각에 휘둘려, 스스로 과도한 욕망을 만들어낸다. 물론, 진한 초콜릿이 담긴 브라우니를 보면 '맛있겠다'는 생각이 들 수 있다. 그건 아주 자연스럽고, 누구에게나 생기는 반응이다. 그러나 그런 생각이 들었다고 해서, 반드시 그 유혹에 굴복해야 하는 것은 아니다. 단지 적당한 수준의 욕구가 생긴 것뿐, 브라우니가 맛있을 수는 있지만 먹지 않아도 아무런 문제가 없다.

카운터 위에 양파가 놓여 있다고 상상해보자. 어떤 느낌이 드는가? 아마 특별히 강한 감정이 들지 않을 것이다. 당장 먹어치우고 싶은 충동도 느끼지 않는다. "저녁 요리할 때 버섯과 함께 넣으면 좋겠네"라고 생각할 수는 있지만, 양파의 유혹에 빠지거나 과식할 가능성은 거의 없다. 왜일까? 양파에 과도한 의미를 부여하지 않았기 때문이다. 브라우니든 피자든, 우리가 흔히 '유혹적'이라 여기는 음식도 결국 생각이 만들어낸 이미지와 감정에 따라 욕망의 크기가 달라지는 것이다. 다른 음식을 볼 때도 비슷한 감정을 가질 수 있다. '맛있어 보이네'라고 생각할 수 있지만, '당장 먹어야 해! 15분 동안 저걸 그냥 두고 볼 의지력은 없어!'라고 생각하진 않는다.

적당히 음식을 욕망하면 '먹을까? 먹지 말까?'라며 머릿속에서 씨름할 일이 없다. 브라우니가 그렇게까지 중요하지 않게 느껴지기 때문이다. 따라서 브라우니를 내려놓고 몸과 마음에 좋은 나만의 식단을 따르기가 쉬워진다. 브라우니가 너무 끈적하고 기름져 보이거나,

먹으면 기분이 처지고 속이 더부룩할 것 같아 그다지 입맛이 당기지 않을 수도 있다. 욕망이 적당할 때, 결정은 빨라진다. 브라우니가 별로 중요하지 않게 느껴질수록, 당신은 더 쉽게, 그리고 더 건강한 선택을 할 수 있게 된다.

몸이 보내는 신호에 귀 기울이기

팬케이크를 먹을 때마다 두드러기가 생긴다면 몇 번이나 더 먹을까? 아마 금방 포기할 것이다. 특정 향수가 숨을 막히게 하고 재채기를 유발한다면, 당연히 사용하지 않을 것이다. 하지만 음식을 선택할 때는 보통 그렇게 단호하게 결정하지 못한다. 속이 불편해지고, 옷이 꽉 끼고, 관절이 아프더라도 그것이 정말 브라우니 때문인지 의심한다. 물론 브라우니 하나가 체중계 숫자를 급격히 변화시키지는 않고, 어쩌다 먹는 간식이나 생각 없이 먹은 한 끼가 큰 영향을 주지는 않는다. 하지만 그러한 생각은 습관이 되어 다른 음식으로도 확장된다.

우리는 생각을 반복해서 강화한다. "도저히 브라우니를 거절할 수 없네"라는 생각이 진실로 굳어지면 통제하기 어려운 강한 욕망이 생기고, 이런 사고 패턴은 습관 변화를 더욱 힘들게 한다. 어쩌면 음식에 대한 강한 욕망을 바꾸고 싶지 않을 수 있고, 좋아하는 음식에 집착하지 않는 삶이 너무 지루해질까 봐 걱정될 수도 있다.

음식은 당신을 사랑하지 않는다

스스로의 생각을 인식하고 의식적으로 변화시키는 데는 많은 노력이 필요하다. 처음에는 어색하게 느껴질 수 있다. 다른 생각을 선택하려 애쓰며 내적 갈등을 겪기도 한다. "브라우니가 맛있어 보이네. 한 입 먹는다고 뭐가 달라지겠어. 하지만 오늘은 계획대로 먹어야지. 저걸 먹으면 내 몸에 도움이 되지는 않을 테니까." 이런 과정에서 다양한 감정이 생길 수 있다. 좋아하는 것을 포기하는 슬픔도 있지만, 자신과의 약속을 지켰다는 만족감도 생긴다. 스스로 선택한 길을 따른 성취감을 느낄 수도 있다.

당신은 음식과 사랑에 빠졌다고 생각하겠지만, 사실 음식은 당신을 사랑하지 않는다. 이게 핵심이다. 필요 이상으로 먹는 음식이 몸에 좋을 리 없다. 이것은 일방적인 짝사랑이다. 같은 선택을 반복하며 이 짝사랑을 이어간다면 과체중이 되고 '음식에 통제당하는' 결과로 이어진다. 충분히 고민한 끝에 음식에 대한 욕구를 줄이지 않을 거라면 그래도 괜찮다. 다만 그 선택으로 인해 체중과의 실랑이가 영원히 계속될 것임을 알아야 한다. 앞으로의 현실은 당신이 만드는 것이다.

먹고 싶은 진짜 이유 찾기

이 책을 읽고 있는 당신은 끝없는 음식과의 전쟁에서 벗어나고 싶을 것이다. 몸과 마음에 도움이 되는 행동을 위해 음식에 대한 짝사랑을 그만두고 싶을 것이다. 그렇다면 사고 과정을 살펴보아야 한다. 과식하거나, 간식을 집어먹거나, 대용량 크기의 음료를 마실 때마다 처음에 어떤 생각이 드는지 관찰하자. 그러면 이런 사실을 깨닫게 될 것이다. "이 욕망은 내가 내 머릿속에서 만든 거야. 내 생각이 내 감정과 행동을 좌우하니까 결과를 바꾸려면 생각부터 바꿔야 해. 원하는 감정과 행동으로 이어지는 새로운 생각을 연습해야겠어."

우리 팀원 크리스틴은 어느 날 자신이 아무 생각 없이 찬장에서 다크 초콜릿을 집어먹고 있다는 것을 문득 깨달았다. 배가 고프지도 않았고, 먹을 이유도 없었다. 그 순간, 그녀는 자신의 생각 흐름을 추적해보기로 했다. "최근에 의뢰받은 그래픽 디자인 프로젝트가 있었어요. 그런데 클라이언트가 너무 산만하고 일 처리가 엉망이었죠. 함께 일하는 게 스트레스였지만, 보수가 좋아서 계속 맡았어요. 나중에야 알았어요. 그와 일하면서 느낀 불편함과 좌절감을 달래려고, 무의식적으로 음식에 의지하고 있었다는 걸요." 크리스틴은 자신이 진짜로 원하는 것은 음식이 아니라 감정의 회피였다는 사실을 인식했고, 그 순간부터 행동의 방향을 다르게 선택할 수 있었다.

먹기 전에 생각을 전환하는 기술

생각을 바꾸려면 새로운 사고방식을 습관처럼 꾸준히 익히고 반복해야 한다. 이미 당신은 비슷한 변화를 여러 번 경험했을 것이다. 어린 시절에는 사탕을 참을 수 없었고, 토요일 아침 만화를 놓치면 세상이 무너질 것 같았으며, 스티커나 인형을 모으는 일이 인생의 전부라고 생각했지만 이제는 그 생각들에서 벗어나 있다. 마찬가지로 건강에 도움이 되지 않는 음식 생각에서도 자유로워질 수 있다. 조만간 당신은 유익한 생각은 강화하고 해로운 생각은 털어내는 사람이 될 것이다.

나도 이러한 접근법으로 모든 것을 변화시켰다. 예전에는 체중계에 매달리고 열량을 계산해가며 목표 체중에 도달했지만, 그 결과를 유지하지는 못했다. 근본적인 사고방식과 믿음을 다루지 않았기 때문이다. 그 결과 박탈감의 악순환에 빠져 끊임없는 노력으로 점차 지쳐갔다. 어떤 일을 핑계로(주로 휴가나 명절) 계획을 어기면 체중이 다시 늘기 시작했고, 체중 감량 상태로 돌아가는 게 너무 어려워 자책했다. 그러다 깨달았다. 원하는 결과든 그렇지 않든, 모두 내 사고방식에서 비롯된다는 것을.

지금 바로 실험을 시작해보자. 책을 다 읽을 때까지 기다릴 필요 없이 당장 시작할 수 있다. 이번 주 머릿속에 떠오르는 음식 관련 생각에 주의를 기울여 별 도움이 되지 않는 생각들이 무엇인지, 이 생각을 어떻게 바꿔야 할지 살펴본다. 정직하고 신뢰할 수 있으면서도 내가 원하는 감정과 행동을 이끌어내는 새로운 사고방식은 무엇인지 찾아본다. 감정을 느끼는 순간과 행동으로 옮기는 사이에 작은 틈을 만든다. 즉각적인 충동에 따르기보다 잠시 멈춰서 어떤 생각이 현재의 감정을 유발하는지 질문해보자.

이 내용을 일기나 노트, 메모장에 기록해두자. 특히 식욕이 일거나 과도한 배고픔을 느끼는 등 음식과 관련된 어려움을 겪을 때마다 떠오르는 생각을 모두 적어보자. 예를 들면 다음과 같다.

- 오늘 캐슈너트 많이 먹었는데 또 먹고 싶네.
- 너무 맛있어서 멈출 수가 없어.
- 짠 것 좀 먹고 싶어.
- 캐슈너트는 견과류잖아. 견과류는 비교적 건강한 간식이지.
- 한 봉지 뜯으면 자제할 수 없어.

다음으로는 사실 확인 단계다. 적은 내용 중 객관적인 '사실'에 동그라미를 치자. 사실이란, 전 세계 모두가 동의할 수 있는 것을 말한다("캐슈너트는 견과류다"). 반면 주관적인 것("캐슈너트는 너무 맛있어", "나는 자제할 수 없어" 등)은 단지 생각일 뿐이므로 선택할 수 있다. 메모한 것 중 사실이 아닌 것은 모두 생각이다. 살면서 마음이 바뀌었던 경험이 있다면, 당신은 이미 사고방식도 충분히 변화 가능하다는 사실을 알고 있는 셈이다.

이제 이러한 생각을 할 때 어떤 감정이 드는지 살펴보자. '더 먹고 싶다'는 생각은 욕망을 불러일으킨다. '한 봉지 뜯으면 자제할 수 없어'라는 생각은 절망감을 일으킨다. 욕망은 음식 자체가 아니라 음식 생각에서 비롯된다는 것을 인식하자. 절망감 역시 과식 행위가 아닌 과식을 생각하면서 시작된다.

마지막으로, 이런 감정이 들 때 내 행동 방식을 파악해보자. 캐슈너트를 먹고 싶을 때 당신은 어떻게 행동하는가? 대개는 더 먹는다. 또는 몸이 보내는 신호를 무시하고 억지로 참기도 한다. 식사량 조절에 실패해 절망감을 느낄 때는 어떤 행동을 하는가? 그 감정을 덮기 위해 더 많이 먹을 수도 있다. 자신이 얼마나 형편없는지에 관해 부정적인 독백을 쏟아내며 자책할 수도 있다. 또는 스스로를 벌하겠다며 다음날 극단적인 식사 제한에 들어갈 수도 있다. 이러한 과정을 거치면 체중 문제의 원인이 명확해진다. 특정 생각이 특정 감정을 불러일으키고, 그 감정이 행동으로 이어져 결과를 만든다. 그러니 더더욱 서두를 필요가 없다. 내 생각이 어떻게 원치 않는 결과로 이어지는지 완전히 이해하면, 지속 가능한 다이어트를 성공시킬 새로운 사고 방식을 더 쉽게 학습할 수 있다. 그 새로운 사고방식을 찾았다면, 기존에 적어둔 생각들을 새롭게 바꿔보자. 그리고 그 생각이 원하는 감정과 행동으로 이어지도록 재구성해보자. 예를 들어, 우리는 다음과 같이 생각을 전환할 수 있다.

- 캐슈너트를 계속 먹고 싶은 건, 내 뇌가 그 행동에 과도한 가치를 부여했기 때문이다.
- 정말 내 몸에 필요한지 스스로에게 물어보자. 아니라면 물 한 잔 마시고 다른 일에 집중하자.
- 캐슈너트는 단지 음식일 뿐, 나를 통제할 힘은 없다.
- 욕구에 저항하지 않으면 오히려 더 빨리 사라진다. 나는 내 삶을 더 나은 방향으로 바꾸기로 선택했다.
- 나는 지금 지루해서 먹으려는 것이다. 지루함을 해소할 다른 방법을 찾아보자.
- 계획을 지킬 때마다, 나와의 신뢰가 더 깊어진다. 이제는 나 자신을 최우선에 두자.

감정을 바꾸면 먹는 것도 바뀐다

과식의 원인을 찾아내는 감정 작업을 하다 보면 종종 해결되지 않은 인간관계 문제를 발견하게 된다. 내 고객 알리샤는 이렇게 말했다. "시어머니가 정말 싫어요! 제가 하는 일마다 트집을 잡아요. 끔찍해요. 시어머니 때문에 너무 스트레스를 받아서 뭔가 먹어야만 풀리더라고요!" "좋아요, 시어머니가 끔찍하다는 것이 사실인지 아니

과식을 유발하는 주요 감정을 파악하기

과식을 유발하는 주요 감정이 무엇인지 묻자, 한 다이어트 코치는 이렇게 답했다. "실망감, 박탈감, 자격지심입니다. 감정에 귀 기울이는 법을 배우기 전까지는 제가 감정적으로 먹는 사람이라고는 생각하지 못했어요. 그냥 음식이 좋고, 맛있어서 먹는다고만 여겼죠. 그런데 감정에 이름을 붙이고, 그 감정이 내 행동과 어떻게 연결되는지를 인식하게 되자, 제가 음식을 통해 감정을 다루고 있었다는 걸 비로소 깨달았습니다. 감정 위로를 끊으면 처음엔 실망감과 박탈감이 밀려옵니다. 특히 '다른 사람은 아무거나 먹어도 살이 안 찌는데, 왜 나만 참아야 하지?'라는 생각은 자격지심으로 이어지곤 했죠. 지금도 여전히 다양한 감정을 느끼지만, 음식이 그 해답이 아니라는 점을 계속해서 스스로에게 되새기려 노력하고 있습니다."

면 당신의 생각인지 살펴볼까요?" "사실이에요. 정말 지독한 사람이라니까요. 절 믿으세요!" "당신을 믿지 않는다는 뜻이 아니에요. 제가 궁금한 건 시어머니 본인도 자신이 지독한 사람이라고 생각하느냐죠. 그럴까요?" "아뇨, 그렇게 생각 안 하시겠죠…. 하지만 실제로 그래요." "지독한 사람들은 보통 자기가 옳다고 생각하죠. 남들은 동의하지 않지만요."

살면서 깨달은 점은 내가 부정적인 생각에 너무 많은 에너지를 낭비한다는 것이었다. 나에게 전혀 도움이 되지 않는데도 말이다. 그렇다고 애써 긍정적으로 생각을 바꾸려 하지는 않는다. 세상에는 대량 학살·테러·살인·아동 성매매·동물 학대 같은 끔찍한 일이 많다. 나는 이런 일에 갖는 생각을 바꾸고 싶지 않다고 결정할 수 있다. 이런 일을 생각할 때마다 화가 나지만, 계속 분노하는 것은 내 선택이다. 범죄·불의·학대에 분노하는 것을 낭비라고 생각하지 않는다. 하지만 일상에서 만나는 누군가에게 이러한 분노를 낭비하고 싶지는 않다. 그 사람이 나에게 아무리 못되게 굴어도 말이다. 그 분노로 고통받는 사람은 결국 나 자신이기 때문이다.

고통스러운 생각이나 믿음이라고 해도, 꼭 바꿀 필요는 없다. 하지만 그 믿음에 긍정적인 면이 있는지는 한번 살펴보자. 방법은? 먼저 어떤 생각이 들 때 어떤 감정이 생기는지 파악하자. 그 감정을 느낄 때 어떤 행동을 하고, 그 행동은 어떤 결과를 낳는가? 그 결과가 나를 성장시키는가, 아니면 나를 소모시키는가? 만약 그 생각이 반복해서 부정적인 결과만 낳는다면, 더 이상 붙잡고 있을 이유가 없다. 그 대신 더 나은 방식으로 생각할 선택지가 항상 존재한다.

알리샤는 시어머니에 대해 좀 더 중립적인 태도를 갖기로 했다. 기존 생각이 자신에게 전혀 도움이 되지 않았기 때문이다. 알리샤는 시어머니를 인생이라는 어려운 여정을 함께 걷는 동반자로 바라보려 노력했다. 시어머니의 과거가 지금의 행동에 영향을 미쳤을 가능성도 고려했다. 시어머니의 말이 왜 그토록 상처가 되는지도 살펴보았다. 그러자 자신도 시어머니의 판단 중 일부에는 동의한다는 사실을 깨달았다. 알리샤는 자신과의 관계를 더 건강하게 만들고 스스로에게 친절해지자, 까다로운 시어머니에게도 동일한 이해심을 보일 수 있게 되었다.

알리샤는 이 과정에서 시어머니의 행동을 인정하는 것이 핵심이 아님을 깨달았다. 중요한 것은 시어머니를 떠올릴 때 고통스러운 감정을 느끼지 않아도 된다는 점이었다. 이렇게 하자 그는 감정을 달래기 위해 음식을 찾는 일을 더는 하지 않게 되었다. 그 결과 음식에서 해방되었고 체중도 감량할 수 있었다. 이제는 시어머니가 불쾌한 말을 해도, 그 말을 어떻게 해석할지 스스로 결정하고, 어떤 감정을 선택할지도 의식적으로 선택할 수 있게 되었다. 그는 이렇게 말했다. "다른 사람의 시선을 신경 쓰지 않고 완전히 만족하고 행복한 사람이 될 수 있어요. 시어머니의 행동을 용서할 필요도 없고, 그분의 언행에 반응해 스스로를 분노와 수치심이라는 불편한 길로 끌고 갈 필요도 없죠. 덕분에 가족 모임이 훨씬 평화로워졌어요."

사고방식을 재구성하는 단계별 가이드

어린 시절 형성된 신념은 성인이 된 후에도 도움이 되지만, 그중 일부는 목표 달성에 방해가 되기도 한다. 새로운 믿음을 받아들이기 위한 첫 단계는 내가 가진 신념이 불변의 진실이 아니라 직접 선택할 수 있는 하나의 사고방식임을 깨닫는 것이다.

예를 들어 당신은 "단것을 끊으면 반드시 박탈감이 든다"고 믿어 왔을 수 있다. 이런 믿음을 뒷받침하는 증거도 많을 것이다. 단것을 끊겠다고 여러 번 다짐했다가도 결국 사탕 통에 손을 넣은 경험이 있을 테니까. 이것이 당신에 관한 진실처럼 느껴진다. 이 신념을 바꾸려면 비록 이를 뒷받침하는 많은 증거가 있더라도 그것이 절대적 진실은 아니라는 것을 먼저 깨달아야 한다. 당신은 무의식적으로 과거 경험을 절대적 진실로 받아들이고, 다른 방식으로는 행동할 수 없다고 스스로를 제한하고 있을지도 모른다.

때로 우리는 믿음에 지나치게 집착한다. 그 믿음이 도움이 되지 않고 원하는 것을 방해하는데도 말이다. 어떤 신념을 고수하거나 변화를 거부한다면, 억지로 바꿀 필요는 없다는 점을 기억하자. 스스로에게 강요하지 말자. 신념을 바꾸려 마음먹는 데 시간이 더 필요할 수도 있다.

준비되었다면 이제 원래의 신념 대신 어떤 새로운 신념을 갖고 싶은지 결정해야 한다. "단것을 끊으면 반드시 박탈감이 든다"라는 생각 대신 "단것을 먹지 않는 편이 더 쉽고 편하다"라는 생각을 선택하는 것이다. 그럼에도 아직 새 믿음을 완전히 받아들이지 못할 수 있다. 이미 그것을 진실로 믿는다면 당신은 이미 그에 따라 행동하고 있을 것이고, 믿음을 바꾸려고 애쓸 필요도 없을 것이니까. 새 믿음을 정했다면 현재 믿는 것과 믿고 싶은 것 사이에 어떤 차이가 있는지 평가하자.

나는 이 과정을 놀이터의 구름다리에 비유한다. 현재 믿음과 새 믿음 사이에는 '가로대' 한두 개 정도만 있을 수 있다. 그런데도 종종 새 믿음은 너무 멀게 느껴져서 그것을 완전히 받아들이려면 엄청난 변화가 필요할 것만 같다.

구름다리를 생각해보자. 출발점에서 곧바로 반대편에 닿을 수는 없다. 하지만 하나씩 가로대를 잡고 나아가다 보면 결국 도달할 수 있다. 믿음의 변화도 마찬가지다. 지금의 믿음에서 목표하는 믿음으로 한 번에 도약하기는 어렵다. 대신 그 사이를 잇는 여러 개의 '중간 믿음'을 설정해 단계적으로 건너갈 수 있다.

우리는 각 중간 믿음을 진심으로 받아들일 수 있을 때까지 연습하고, 준비가 되면 그다음 가로대로 나아간다. 이 과정을 반복하면, 결국 원하는 믿음에 도달할 수 있다. 미리 중간 단계의 믿음들을 적어두면 경로가 눈앞에 명확해지고, 변화는 훨씬 실질적인 방향을 갖게 된다. 물론 중간에 다른 길을 선택할 수도 있겠지만, 이 방식은 당신이 나아갈 수 있는 단단한 다리 역할을 해줄 것이다. 이제 그 예시를 살펴보자.

단것을 끊으면 반드시 박탈감이 든다.
→ 전에 단것을 끊었을 때 박탈감이 들었다.
→ 단것을 끊으면 박탈감이 들지만, 그래도 괜찮다.
→ 박탈감은 단것을 먹지 않아서가 아니라 단것에 관한 생각에서 온다는 걸 알고 있다.
→ 내가 느끼는 박탈감은 무엇을 먹거나 먹지 않는 것과 무관하고, 내 생각과 관련 있다.
→ 박탈감 없이 단것을 끊으려면 단 음식에 관한 사고방식을 바꿔야 한다.
→ 박탈감 없이 단것을 끊은 사람들이 있고, 그것이 가능함을 알고 있다.
→ 나도 박탈감 없이 단것을 끊을 수 있다. 음식이 아닌 내 생각이 그 감정을 만들기 때문이다.
→ 단것을 먹지 않는 편이 더 쉽고 편하다.

중간 단계의 새로운 믿음은 내가 원하는 최종 목표에 한 걸음씩 다가가게 해준다. 첫 번째 가로대에서는 기존 믿음에 '그래도 괜찮다'를 추가했다. 이는 낡은 믿음에 저항하지 않도록 도와준다. 예를 들어 "단것을 끊으면 반드시 박탈감이 든다"라는 믿음에는 '이것은 문제이거나 잘못이다'라는 생각이 숨어 있다. 우리는 '그래도 괜찮다'를 덧붙여, 과거 믿음이 틀린 것은 아니지만 더는 문제가 아님을 인정한다. 내가 무언가를 믿고 있다는 사실을 받아들이고, 잘못된 부분은 그저 믿음일 뿐이니 바꿀 수 있다고 인식하는 과정이다.

새 믿음들이 점점 더 긍정적이고 미래 지향적으로 변한다는 점을 알아챘을 것이다. 우리는 불가능에서 가능으로 이동했다. 보통 나는 "남들도 해냈다"는 요소를 새 믿음에 추가하는 것을 좋아한다. 이렇게 하면 나도 원하는 결과를 이미 얻은 사람들과 다르지 않다고 생각할 수 있다. 다른 사람과 자신을 비교해 자신을 깎아내리기보다는, 당신도 가능하다는 영감의 원천으로 바라보는 것이다.

중간 단계는 갯수에 상관없이 필요한 만큼 만들어도 된다. 각 믿음이 자연스럽게 다음 믿음으로 이어지기만 하면 된다. 다음 단계의 믿음이 현재 시점에서 다소 부담스럽게 느껴질 수 있지만, 그것이 완전히 비현실적이거나 거짓처럼 느껴져서는 안 된다. 서둘러 최종 믿음에 도달할 필요는 없다. 더 중요한 것은 다음 단계로 넘어가기 전에 각 '가로대'를 확실히 믿는 것이다.

예상할 수 있듯이 이 과정은 꾸준한 노력이 필요하다. 일관성 없이 대충 하면 효과가 없다. 그렇게 하면 예전 믿음으로 되돌아가 다시 처음부터 시작해야 한다. 이는 본질적으로 뇌의 사고방식을 재배선하는 과정이므로, 새로운 믿음이 자동으로 떠오르게 하려면 꾸준한 반복이 필요하다.

마지막 단계는 새 믿음으로 자신을 밀어붙여보고, 전에는 불가능해 보였던 믿음을 완전히 수용하는 것이다. 특히 흥미로운 점은 이 과정에서 뇌가 스스로 새 믿음을 뒷받침할 증거를 찾아낸다는 점이다. 최종 믿음에 도달할 즈음에는 그 믿음이 사실이라는 증거가 생기고, 그 믿음을 유지하기가 훨씬 쉬워진다.

그렇다면 어떻게 새 믿음을 꾸준히 실천할까? 여러 방법이 있으니 실험해보고 자신에게 맞는 것을 찾아보자.

새 믿음을 매일 일기에 여러 번 적으면서 뇌에 그 생각을 원한다고 알린다. 특정 믿음을 녹음하거나 다른 사람에게 녹음해달라고 한 뒤, 출근 준비나 출퇴근 시간에 반복해서 들어도 좋다. 간단하고 재미있는 그림 위에 적어놓고 휴대폰 배경화면으로 설정하거나, 인쇄해서 컴퓨터 옆, 욕실 거울 등 자주 보는 곳에 붙여두는 방법도 있다. 이렇게 하면 뇌는 당신이 원하는 생각을 자연스럽게 따라간다.

체중계에 올라갔을 때 보이는 벽 눈높이에 붙여두면, 그때마다 당신이 믿고 싶은 것을 떠올릴 수 있다. 샤워나 청소, 빨래 정리처럼 일상적인 일을 할 때도 의식적으로 생각해보자. 뇌가 반발하도록 놔두었다가, 왜 그 믿음이 진실인지 반론을 제기해보자. 이 과정도 다른 기술처럼 연습할수록 능숙해진다. 이 방법은 식습관이나 체중에 관한 믿음에만 국한되지 않고, 인생의 모든 영역에서 제한적인 믿음을 변화시키는 데 적용할 수 있다.

나를 돌보는 일이 최우선

감정적 먹기의 근본적인 원인을 이해하려면 여러 단계가 필요하다. 감정적 먹기에는 흔히 여러 요인이 동시에 작용하지만, 모든 요인이 한꺼번에 나타나지는 않는다. 트라우마를 경험했다면, 극복했다고 생각한 한참 후에도 그 후유증이 예상치 못하게 나타날 수 있다. 어떤 요인은 특정 기간 동안만 영향을 미치기도 한다. 성과 평가를 앞두고 있거나, 중요한 연설을 해야 하거나, 수술 전에 느끼는 스트레스가 그런 경우다.

어떤 요인이든 현재 상황에서 주의를 돌리고 기분을 나아지게 만든다며 과식 충동을 일으킬 수 있다. 하지만 이런 상황은 대체로 혼자서 또는 코치나 친구의 도움을 받아 극복할 수 있다. 더 복잡하거나 만성적인 근본 문제가 있다면 전문 치료사의 도움을 구하는 것이 좋다.

모든 것을 동시에 해결하려 하면 부담이 커진다. 인생의 중대한 문제를 해결하면서 동시에 체중을 감량하려는 고객이 많다. 이때 자신을 가장 배려하는 방법은 체중 감량 목표를 잠시 미뤄두는 것이다. 자신에게 친절해야 한다. 체중 감량이 최우선 목표가 아니어도 괜찮다. 자신을 따뜻하게 대하며 현재의 '짐'을 해결하는 것이 더 중요하다. 심리적 여유가 생겨야 계획에 몰입할 수 있고, 그때야말로 성공 가능성이 가장 높아진다.

따라서 자신의 상태를 잘 살펴봐야 한다. 특히 다이어트를 시작했는데 지속하지 못한다며 자책 중이라면 더욱 그렇다. 슬픔, 트라우마, 학대 경험이나 긍정적이지만 큰 변화(이사, 출산 등)처럼 먼저 처리해야 할 일이 있다면 다이어트를 잠시 미루고 여유를 가져도 좋다. 그 미루는 시간이 무기한의 방치로 이어지지만 않으면 된다. 준비가 되었다면 자신의 뇌를 더 잘 이해하는 일부터 시작하자. 당신의 생각이 결과를 만든다. 사고방식을 바꾸면 확실히 원하는 결과를 얻을 수 있다.

3장

감정적 식욕에서
벗어나는 출발점

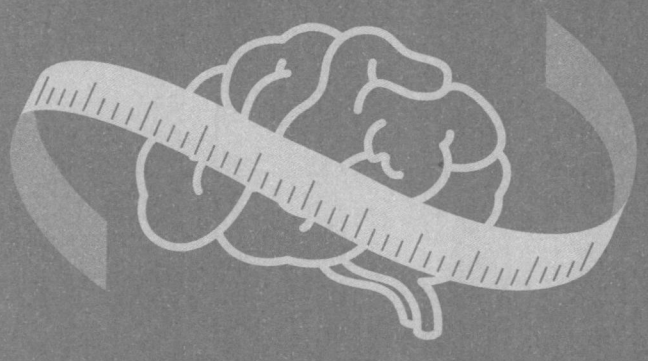

내 고객인 토니는 코로나19 비대면 규제가 풀리자마자 친구들과 소풍을 갔다. "바이러스 노출을 최소화하기 위해 각자 음식을 싸오기로 했어요. 우리 모두 의사니까요. 그래서 저는 평소 계획했던 건강한 음식을 준비했죠. 어떤 일이 벌어질지 전혀 예상하지 못했어요. 제가 도착했을 때 누군가 피자를 잔뜩 가져와 모두에게 나눠 줬고, 저는 거절할 수 없었어요."

　여러분은 내가 토니의 의지력이 부족하다고 이야기할 거라 예상했겠지만, 그렇지 않다. 그의 선택이 잘못됐다고 하고 싶지도 않다. 솔직히 이해할 만하다. 그저 피자 한 조각(토니는 세 조각을 먹었지만)일 뿐이다. 흥미로운 점은 토니가 '그다지 먹고 싶지도 않았던' 피자를 먹은 이유다. "그냥 평범한 치즈피자였어요. 사실 다 식어서 별로 맛도 없었고요. 지금 생각해보면 제가 싸온 음식을 먹는 편이 나았을 텐데요."

　토니는 자신이 좋아하는 맛있는 피자를 주문할 수도 있었다. 소풍날에도 그 사실을 잘 알고 있었다. 사실 토니는 좋아하는 피자를 직접 굽는 법도 알고 있다! 하지만 2장에서 설명했듯이 토니의 뇌는 사회적 상황 때문에 그 피자를 '특별한 기회'로 인식해 꼭 먹어야 한다는 충동을 느끼게 했다. 몇 달간 고립되어 지내다 동료들과 함께 하는 상황과 그때 토니가 느낀 감정이 진짜 해결해야 할 문제였다. 단지 피자 한 조각의 문제가 아니었다.

여기서 더 심각한 문제가 있다. 토니는 자신의 선택에 '나쁘다'는 의미를 부여하고 피자를 먹었다는 사실에 수치심을 느꼈다. 이러한 수치심은 매우 중요하다. 이는 자신에 대한 부정적인 인식을 만들 뿐 아니라, 미래에 건강한 식품을 선택할 수 있는 자신감까지 손상되기 때문이다.

수치심은 도움이 안 된다

나를 찾아오는 많은 고객은 토니와 비슷하다. 절제력을 잃고 계획에 없던 음식을 먹은 뒤에 그 행동을 의지력 부족 탓으로 돌리거나, 더 심하게는 죄책감과 수치심을 느낀다. 하지만 그렇게 자책할 필요가 없다. 자신의 선택은 언제나 생각과 감정에서 비롯되는 것이지, 자신이 어떤 사람인지와는 관련이 없다.

음식은 음식일 뿐이다. 우리는 먹을 수 있는 무언가를 입에 넣고 씹어 삼킨다. 그게 전부다. 음식은 중립적이다. 내가 먹는 음식과 스스로에게 의미를 부여하기 전까지는 말이다. 컵케이크를 먹는 것을 '나쁘다'고 생각한다면 컵케이크에 선택적·자의적 의미와 가치를 부여하는 것이다. 컵케이크는 영양가가 거의 없다는 사실에는 동의할 수 있지만, 컵케이크가 본질적으로 '나쁜 것'은 아니다. '나쁘다'는 말은 판단이 개입된 표현이다. 그보다는 이렇게 생각하자. "컵케이크는 다른 음식과 달리 내 목표에 맞지 않아."

당신도 그렇겠지만 내 고객 중 대다수가 컵케이크와 같은 음식을 먹은 경험을 도덕적 실패, 또는 다이어트 약속을 지키지 못한 '나'의 치명적 결함으로 인식한다. 이런 작은 선택들이 죄책감과 수치심의 악순환으로 이어진다. '나쁜 음식을 먹어버렸네. 그러지 말았어야 했는데.' '나에게 뭔가 문제가 있는 게 분명해.' '이래서는 절대 살을 뺄 수 없을 거야.' '나에게는 불가능한 일이니 포기하는 게 낫겠어.' 이렇게 생각해본 적이 있는가?

당신만 그런 게 아니다. 하지만 이러한 수치심은 비생산적일 뿐 아니라 역효과를 낳는다. 수치심을 느낀다고 해서 컵케이크를 끊는 것이 아니라, 오히려 더 먹게 된다. 자신을 '나쁜 사람'이라고 여기는 순간, 그 부정적 감정을 달래기 위해 음식에 손이 가게 된다!

수치심은 당신이 선택한 감정임을 기억하자. 수치심은 사실에서 비롯한 감정이 아니다. 당신이 그 음식을 먹었다고 해서 당신에게 문제가 있다고 인정할 사람은 아무도 없다. 그러므로 현명하게 해석하자.

자기 자신을 비난하고 질책하는 것이 동기부여가 될 것 같지만, 실제로는 건강한 식습관으로 나아가는 데 가장 비효율적인 방법이다. 과거에 도움이 됐던 것처럼 보였더라도 말이다. 스스로에게 수치스럽고 못된 이야기를 계속 속삭인다면 자기 자신에게서 계속 벗어나고 싶어지고, 그 도피처는 대부분 음식이나 술이 된다.

의지력은 지속되지 않는다

우리는 의지력을 성공의 필수 요소로 여긴다. 또한 장애물을 이겨내는 강인한 의지력을 칭찬한다. 음식, 음료, 섹스, 마약 같은 유혹을 물리치거나 힘든 상황을 견뎌내면 사람들은 감탄하며 말한다. "의지력 대단하네!" 하지만 의지력은 결코 지속되지 않는다. 다이어트 초기나 중간 단계에서는 의지력만으로도 어느 정도 성과를 낼 수 있다. 일주일이나 한 달 정도는 버틸 수 있을지도 모른다. 하지만 겨우 하루만 지속될 수도 있다. ('나 오늘 하루 완벽하게 다이어트했어! 쿠키 한 개쯤이야 괜찮겠지.')

의지력은 근육과 똑같다. 과사용하면 급격히 소진된다. 의지력이 바닥 나는 순간, 우리는 원점으로 돌아가 그동안 필사적으로 억눌러온 강렬한 음식 욕구에 굴복하게 된다. 아침에는 철저한 통제력을 발휘하다가도 저녁이 되면 의지력이 고갈된다. 그때 뇌는 즉각적인 만족을 요구하는 신호를 보내고, 우리는 계획에 없던 음식을 허겁지겁 먹어치운다. 그리고 곧바로 깊은 수치심과 자기혐오가 뒤따른다.

그렇다면 의지력을 대체할 효과적인 방법은 무엇일까? 역설적이게도 의지력에 전혀 의존하지 않는 것이다. 제약회사 영업사원들이 고급 식당에서 만든 맛있는 토르티야 칩을 몇 봉지씩 진료실에 들고 방문하곤 했다. 그때마다 나는 거의 무의식적으로 한 움큼씩 집어 먹었다. 거부할 능력이 전혀 없는 것처럼 행동했다. 하지만 사고방식을 근본적으로 바꾸고 새로운 습관을 형성하자, 토르티야 칩은 더 이상 나를 지배하지 못했다. 핵심은 의지력이 아니라, 토르티야에 대한 지나친 갈망 자체가 사라져 의지력을 동원할 필요가 없어진 것이다.

몸무게는 그저 숫자일 뿐이다

비만 혐오(팻 셰이밍fat shaming이라고도 하며 뚱뚱한 사람이 체형 때문에 겪는 따돌림, 차별, 무례, 놀림을 말한다―옮긴이)는 낯선 사람, 가까운 지인, 심지어 자기 자신에게서도 나온다. 끊이지 않는 식욕을 도덕적 실패로 여기는 인식은 우연이 아니다. 대중매체는 과체중인 사람을 희화화된 캐릭터나 불행한 인물, 혹은 악역으로 묘사하며 우리 인식을 왜곡해왔다. 사회는 과체중인 사람이 존중받을 가치가 없다는 메시지를 계속해서 전달한다. 아베크롬비 앤드 피치Abercrombie and Fitch의 전 CEO가 사이즈 100 이상의 옷은 만들고 싶지 않겠다고 공언한 것이 대표적이다. 그는 자신의 브랜드가 '멋진 사람들'만을 위한 것이며, 빅사이즈 옷을 입는 이들은 그 범주에 속하지 않는다고 여겼다.

그는 살롱닷컴Salon.com 인터뷰에서 말했다. "학교마다 멋지고 인기 있는 아이들이 있고, 그렇지 않은 아이들도 있습니다. 솔직히 우리는 멋진 애들만 타깃으로 삼죠. 우리 옷에 어울리지 않는 사람들이 많지만 어쩔 수 없습니다. 우리가 배타적이냐고요? 네, 당연히 그래야 합니다." 다행히도 그는 결국 여론의 압박으로 사임했지만, 오랫동안 많은 사람이 이런 혐오 발언에 침묵해왔다.

과체중인 사람들은 사회가 이상적으로 여기는 체형과 거리가 있다는 사실을 매일 마주한다. 많은 이가 체중으로 인해 크고 작은 상처를 받는다. 학교에서 놀림을 당하거나, 헬스장 탈의실에서 눈치를 보거나, 대중교통에서 옆자리 승객을 의식하며 불편해한다. 체중 제한으로 승마나 놀이기구를 포기해야 했을 수도 있고, 파티에서 의자가 부서지는 난처한 상황을 겪었을 수도 있다. 스포츠 활동에 참여하지 못하거나 규격 유니폼을 입지 못한 경험도 있을 것이다.

약간의 체중 차이일 뿐인데도 날씬한 친구나 가족과 비교당하며 소외감을 느끼기도 한다. 내 고객 베라는 이렇게 말했다. "가족 안에서 여동생은 '예쁜 아이', 저는 '통통한 아이'로 불렸어요. BMI 수치상로는 건강한 수준이었지만 그 꼬리표는 늘 저를 따라다녔죠." 이런 경험들이 쌓여 자아를 형성한다. 우리는 타인을 체형이나 몸무게로 판단하면 안 된다고 믿으면서도, 정작 자신에게는 가혹한 기준을 적용한다.

체중이라는 정보를 대하는 법

체중 문제로 고민하는 사람들 대부분이 특히 체중계 숫자에 예민하게 반응한다. 숫자를 마주하는 순간의 감정이 두려워 의도적으로 눈을 돌리거나, 건강검진에서조차 등을 돌리는 이들도 있다. 체중은 그저 숫자에 불과함에도, 많은 사람들이 그것을 내 몸에 대한 평가이자 부끄러움의 증표로 받아들인다. 그러나 체중은 그저 사실이다. 체중은 성격적 결함이 아니라 그저 숫자일 뿐이다. 당신이 체중에 관해 어떻게 느끼는지는 전적으로 당신의 사고방식에 달려 있다.

체중은 관점의 문제다. 체중계에 올라갔는데 90킬로그램이 찍혔다고 치자. 인생 최고 몸무게라면 이렇게 생각할 것이다. '말도 안 돼! 어쩌다 이렇게 되었지? 임신했을 때도 이 정도는 아니었는데.' 하지만 2년 전에 140킬로그램이었는데 지금 90킬로그램이 되었다면 이렇게 생각할 것이다. '와! 나 정말 잘했어! 목표 체중에 가까워지고 있어!' 같은 숫자를 보고도 전혀 다르게 생각할 수 있다. 내 '비포' 체중은 다른 누군가의 '애프터' 체중이 될 수 있다. 그렇다고 해서 특정 체중을 목표로 삼지 말라는 뜻은 아니다. 다만 더 나아지고 싶다고 스스로에게 동기를 부여할 때 현재 체중을 부끄러워할 필요는 없다는 사실을 알아야 한다. 오히려 부끄러움과 패배감은 악순환을 낳는다. 이는 감정적 섭식으로 이어지고, 체중이 더 늘면서 부정적 감정이 강화된다.

장기적인 체중 감량을 위해서는 자기 혐오가 아닌 자기 존중이 필요하다. 현재 체중을 '현실 직시'라는 명목으로 비난하는 것은 도움이 되지 않는다. 체중계 숫자를 두려워하거나 부끄러워하지 않아도 변화는 가능하다. 체중은 단지 출발점이다. 진행 상황을 측정하고 효과적인 방법을 파악하는 데 쓰이는 정보일 뿐이다. 많은 사람이 체중계를 적대시하지만, 체중계는 당신의 적이 아니다. 차가운 금속 위에 찍힌 숫자일 뿐, 그 숫자는 당신의 가치를 말하지 않는다.

자기 사랑과 건강한 변화는 함께 갈 수 있다

다이어트 문화의 부작용은 분명하다. 마른 체형만을 이상적으로 여기고 '완벽한 몸매'를 강요하는 메시지들은 우리 사회에 좋지 않은 영향을 미친다. 이런 시각은 날씬한 몸만 행복과 가치의 척도라는 오해를 낳고, 사람들이 자신의 본질보다 겉모습에 지나치게 집착하게 만든다. 그러면 스스로를 긍정적으로 보기 힘들다.

바디 포지티브body positive 운동(사회가 부여한 이상적인 미적 기준을 거부하고 자기 몸을 그대로 사랑하자는 운동으로, '자기 몸 긍정주의'라고도 한다—옮긴이)은 모든 체형을 있는 그대로 받아들이고 사랑하자는 취지를 담고 있다. 이 운동은 체형과 무관하게 누구나 아름다울 수 있으며, 자신의 몸을 부끄러워할 필요가 없다고 말한다. 이에 공감하지 않을 수 없다. 현재의 모습에 만족하는 사람에게 변화를 강요할 이유는 없다. 체중이 많이 나간다고 반드시 건강하지 않은 것은 아니며, 평균 이상의 체중에 만족하는 이들의 선택 역시 존중받아야 한다.

물론 우리 몸이 적정 체중일 때 더 편안하게 기능한다는 점은 부인할 수 없다. 과체중이나 비만은 심장병, 관절 질환뿐 아니라 불임, 치매, 조산, 우울증 등과도 관련이 있다는 연구 결과들이 다수 존재한다. 그러나 무엇보다 중요한 것은, 건강을 위한 변화가 '자기 자신을 사랑하는 마음'과 함께 가야 한다는 사실이다.

현재의 자신을 소중히 여기면서도, 더 나은 건강을 위해 체중 조절을 선택할 수 있다. 과식으로 인한 신체적, 정서적 어려움을 겪은 경험이 있다면, 그것을 개선하고 싶은 마음이 자연스럽게 일어난다. 음식에 대한 지나친 집착에서 벗어나고 싶은 바람 역시 마찬가지다. 이는 사회적 압박에 굴복한 것이 아니라, 자신을 위한 건강한 선택일 수 있다. 다이어트를 결심하는 일이, 자기 외모나 체형을 존중하지 않는다는 뜻은 아니다. 이는 더 나은 상태를 향한 개인의 여정이며, 자신에게 주는 사랑의 표현이 될 수 있다.

타인의 반응보다 내 선택이 더 중요하다

생활 습관의 변화는 주변 관계에도 영향을 미칠 수 있다. 특히 함께 먹고 마시며 어울리던 친구들과의 관계가 달라질 수 있다. 이때 생기는 갈등이나 거리감은 대개 상대방의 내면에서 비롯된 것이지, 당신의 선택에 문제가 있어서가 아니다. 이럴 때는 당신의 변화를 지지해주는 이들과 가까이 지내면 큰 도움이 된다. 한 사람의 이해와 응원만으로도 큰 힘이 될 수 있으며, 비슷한 목표를 가진 동반자가 있다면 서로에게 좋은 지원군이 된다. 주변의 부정적인 반응에는 먼저 대화로 이해를 구해볼 수 있다. 하지만 그것이 여의치 않다면, 타인의 행동이나 말보다 그것을 받아들이는 태도를 바꾸는 것이 현명하다.

우리는 각자의 삶을 위해 옳다고 믿는 선택을 할 권리가 있다. 때로는 거리를 두어야 할 관계도 생기지만, 어쩔 수 없이 마주쳐야 한다면 기억해야 한다. 우리의 감정은 타인의 태도에서 비롯되는 것이 아니라, 그것을 해석하고 받아들이는 우리의 생각에서 비롯된다는 점이다. 결국 내가 원하는 삶을 살아가기 위해 가장 중요한 것은 타인의 변화가 아니라, 나 자신의 선택이다.

약속을 지켜 스스로에게 믿음 주기

친구와 약속이 있다면, 우리는 자연스럽게 약속 장소로 향한다. 오후 4시에 친구 집에서 만나기로 했다면, 친구는 당신이 그 시간에 올 것이라 믿는다. 단순히 소파에 눕기 귀찮다는 이유로 4시 30분에 문자를 보내 약속을 취소하거나 미루는 일은 좀처럼 없다.

하지만 우리는 자신과의 약속은 쉽게 깬다. '오늘은 계획대로 먹어야지'라고 다짐하고도, 얼마 지나지 않아 과자 봉지를 반쯤 비워버린다. 그러면서도 애초의 다짐을 무시하고 있다는 사실은 잘 안다.

경계를 세우는 용기

내 친구 알리사는 평생 과체중이었다. 여섯 살 때부터 부모님은 다이어트를 강요했고, 마흔이 된 지금까지도 만날 때마다 체중을 지적하는 가족들 때문에 지쳐 있었다. 결국 알리사는 선을 그었다. 다시 체중 얘기가 나오면 그 자리를 떠나겠다고 했다. 자신의 집에서조차도 그러겠다고 했다.

이런 경계 설정은 위협이나 최후통첩과는 다르다. 경계를 설정할 때는 먼저 어디까지가 넘어서는 안 될 선인지 분명히 하고, 그 선을 넘었을 때 어떤 대응을 할지 명확히 밝혀야 한다. 중요한 것은 경계를 설정할 때 언제나 당신의 행동이 뒤따라야 한다는 점이다. 결국 경계를 지킬 수 있는 사람은 당신뿐이기 때문이다.

실제로 얼마 뒤 부모님 집을 방문했을 때 예상대로 체중 이야기가 나왔다. 알리사는 말다툼이나 한숨, 발소리나 눈물 한 방울 없이 조용히 자리에서 일어나 집을 나섰다. 그 뒤로 가족들은 다시는 그의 체중을 거론하지 않았다. 7년 전 그날이 마지막이었다.

나 역시 그랬다. 욕구와 스트레스가 적은 아침에는 의지가 넘쳤지만, 그때의 결심은 확고하지 않았다. 계획을 지킬 수 있는 환경을 만들지도 않았다. 그렇게 나는 점차 자신과의 약속을 신뢰하지 않게 되었다. 이런 패턴이 반복된다고 생각해보자. 운동을 가겠다던 약속은 폭식으로 끝나고, 일찍 자겠다는 다짐은 밤늦게까지 스마트폰을 보며 흐지부지된다. 친구가 계속 약속을 어기면 관계가 틀어지듯,

자신과의 약속을 반복해서 깨면 자신과의 관계도 무너진다.

반대로 자신과의 약속을 지키면 자신을 더 신뢰하게 된다. 스스로가 자신에게 최선의 선택을 할 수 있다고 믿게 된다. 이런 긍정적인 자기 인식은 목표 달성에 도움이 되는 행동으로 이어진다. 체중 감량을 위해 단지 음식의 유혹을 참는 것만으로는 충분하지 않다. 감정을 직면하지 못하면 과음, 과소비, 스마트폰 과다 사용처럼 또 다른 회피 행동으로 빠질 수 있기 때문이다.

결국 핵심은, 자신과 좋은 관계를 맺는 것이다. 당신은 스스로를 멋지다고 여길 자격이 있다. 이것은 이기심도, 오만함도 아니다. 자신을 긍정적으로 바라본다는 것은 남과 비교해 우월감을 느끼는 것이 아니라, 열등감으로부터 벗어나 자신과 친구가 되는 법을 배우는 과정이다.

과한 억제가 아니라 가끔의 일탈을

우리는 칼로리가 높고 당분이나 지방이 많은 음식을 '나쁜' 음식이라고 부른다. 친구들과 식당에서 "오늘은 샐러드 먹을까, 아니면 그냥 나쁜 음식 먹을까?" 혹은 "오늘은 망가져보자! 디저트 시키자!"라고 말한다. 반대로 "오늘은 착하게 살아야지. 그럼 저건 먹지 말아야 해"라고 하기도 한다.

하지만 많이 먹는다고 나쁜 사람은 아니며, 음식에도 선악이 없다. 내 고객들은 종종 이렇게 말한다. "제가 ○○을 먹으면 안 되는 거 알아요." 그러나 당신은 성인이고, 먹고 싶은 것을 선택할 자유가 있다. 다른 사람은 먹어도 되는 음식을 먹으면 안 된다고 생각하면 뇌는 이렇게 반응한다. '이건 특별한 거야. 지금 당장 먹어야 해.' 자신을 제한하고 처벌하는 상황에서는 오히려 건강에 해로운 음식을 먹고 싶은 충동이 커진다. 뇌는 이를 위기 신호로 받아들인다. '이건 정말 중요한 걸 놓치고 있다는 신호야. 지금 당장 이걸 채우지 않으면 안 될 것 같아. 어서 내 몸과 마음이 안전하다고 느낄 만한 방법을 찾아야 해.'

'치팅cheating'이라는 말도 따지고 보면 부적절하다. "이 치킨 먹으면 다이어트 중인 나를 속이는 거야"라고 말하지만, 누구를 속이는가? 거짓말도 아니고, 속일 대상도 없다. 우리는 더 이상 부모의 지시를 따르는 아이가 아니라, 스스로 선택하고 책임질 수 있는 성인이다. 잘못했다며 자신을 꾸짖는다고 해서 더 나은 선택이 따라오는 것도 아니다.

많은 다이어트 프로그램에서 '치팅 데이'를 권장한다. 평일의 식단 제한에 대한 보상으로 하루만큼은 마음껏 먹도록 허락하는 것이다. 나도 친구가 성공했다며 추천한 엄격한 다이어트를 해본 적이 있다. 그때처럼 배고팠던 적이 없었다. 과도한 운동과 식사 제한으로 힘들었지만, 일주일에 하루 주어지는 '치팅 데이'만을 기다리며 버텼다. 이런 상황에서는 감정적 섭식이 끼어들기 쉽다. 이런 문제가 없는 사람이라면 "좋아, 평소 못 먹던 음식 조금 더 먹을 수 있겠네"라고 생각하겠지만, 나는 달랐다. 몇 조각의 피자와 브레드스틱, 진한 밀크셰이크로 배가 터질 것 같아도 '이번 주의 유일한 기회야, 내일부터는 또 달걀흰자와 오이뿐이야'라는 생각으로 열심히 먹었다. '치팅'은 6일간의 '착한 행동'에 대한 긍정적 보상이어야 하지만,

흥미롭게도 '치팅'이란 단어가 긍정적으로 쓰이는 경우는 없다.

언어가 바뀌면 사고도 바뀐다. 이 책에서는 '치팅' 대신 '일탈'이라는 말을 쓸 것이다. 여기서 일탈은 계획의 일부다. 당신은 기계가 아닌 인간이므로, 예외를 두는 것은 자연스럽다. 이렇게 보면 일상이 아닌 일탈로 인식하여 더 잘 조절할 수 있다. 문제는 날을 정해 폭식하듯 먹는 '폭식일'이 오히려 감정적 섭식 습관을 강화한다는 점이다. 좋고 나쁨, 혹은 수치심의 문제가 아니라, 지금 이 선택이 내 목표에 도움이 되는가를 기준 삼는 것이 훨씬 실용적이다.

어떤 음식을 영원히 금지하면 오히려 그것을 더 갈망하게 된다. 좋아하는 것을 잃는다는 생각은 두려움을 낳기 때문이다. 하지만 모든 선택은 오늘의 선택일 뿐이다. 영구적인 결단이 아니다. 언제든 조정할 수 있다. 핵심은 이렇다. 목표에 도움이 되는 음식을 중심으로 먹되, 방해가 되는 음식은 줄여나가는 것.

할머니의 복숭아 파이를 평생 못 먹는다는 건 상상할 수 없는 일이다. 이럴 때는 우선순위를 정하자. 그러면 먹을 수 있다. 이런 특별한 날을 일탈의 날로 계획에 포함하면, 허겁지겁 먹는 대신 한 입 한 입 음미하며 특별한 순간을 즐길 수 있다. 다른 욕구를 조절하듯, 이것도 일상이 아닌 특별한 순간으로 남길 수 있다.

알아요, 하지만 어쨌든 망쳤잖아요

당신은 분명 여러 가지 노력을 하고 있을 것이다. 생각을 기록하고, 부정적 사고를 긍정적으로 바꾸려 하고, 인간관계와 일상의 스트레스에서 오는 감정을 다스리려 애쓰는 중일 테다. 하지만 유독 식습관만은 여전히 통제하기 어려울 수 있다. 내 고객 토니처럼, 건강에 좋지 않은 음식을 먹거나 과식할 때가 있을 것이다. 하지만 이 과정을 완벽하게 해내는 사람은 없다. 누구나 당신처럼 어려움을 겪는다. 다만 계획에서 벗어난 식사가 습관이 된다면, 주의 깊게 그 이유를 들여다볼 필요가 있다. 왜 그런 선택을 하게 되었을까? '힘든 하루였으니 이 정도는 괜찮아', '다들 먹는데 나만 못 먹나?', '점심은 건강식으로 먹었으니 저녁은 좀 봐줘도 되지 않을까' 같은 생각에서 비롯했을 수 있다.

계획을 벗어난 식사는 의지가 부족해서도, 성격에 문제가 있어서도 아니다. 그 이면에는 늘 더 깊은 이유가 있다. 사교 모임에서는 '대화가 불편해서 음식으로 버티는 거야'라고 생각할 수 있고, 맛있는 디저트 앞에서는 '이게 마지막 기회일 수도 있어. 지금 안 먹으면 나중에 후회할 거야'라고 여길 수 있다. (이런 경우라면 자리에서 먹는 대신 조금 포장해 가는 건 어떨까? 그러면 먹을 계획을 세울 수 있고, 좋은 기회를 놓쳤다는 아쉬움도 덜 수 있다.)

"먹지 마, 진짜 배고픈 게 아냐"

먹는 행동의 진짜 동기를 찾으면 장애물을 파악하고 해결책을 찾는 데 도움이 된다. 우리 팀 코치 에밀리는 자기 생각을 살피는 습관이 이런 패턴을 발견하는 데 도움이 된다고 말한다. "정말 힘든 날이었어요. 지친 아이들과 들뜬 강아지를 데리고 세차장에 갔는데, 더운 차 안에서 55분을 기다렸죠. 그런데 우리 차례가 되자마자 기계가 고장 났어요. 집에 돌아왔을 때는 너무 지쳐서 남편에게 '오늘은 먹고 싶은 대로 다 먹을 거야!'라고 했죠. 배가 고파서가 아니라 좌절감을 음식으로 달래려는 습관적 반응이었어요."

에밀리는 자기 생각과 감정에 귀 기울였기에 충동적으로 먹기 전에 멈출 수 있었다. 잠시 생각한 끝에 '실은 배고픈 게 아니야. 그저 지쳤을 뿐이야. 다른 방법으로 이 기분을 다스릴 수 있어'라고 깨달았다. 이런 도구를 배우기 전이었다면, 아마 과식을 멈추지 못했을 것이다. 우리 모두 감정의 소용돌이 속에서 찬장을 뒤져 본 경험이 있다.

패배감 다시 생각하기

비즈니스 코치 댄 설리번은 이렇게 말했다. "이기지 못했다면, 아직 배우는 중인 거다." '패배'라는 생각은 우리 성장에 그리 도움이 되지 않는다. 불완전한 순간을 실패의 증거로 보지 말고, 자신을 이해할 기회로 삼자. 호기심을 가지고 스스로를 들여다보자. 자기 생각과 감정을 놓고 질문할 때마다 무엇이 방아쇠가 되는지, 어떤 부분을 개선해야 할지 알 수 있다. 처음에는 보이지 않던 패턴도 발견할 수 있다. 하루 중 특정 시간에 의지가 약해진다거나, 전화 통화할 때 습관적으로 무언가를 먹게 된다거나, 퇴근 후 간식이나 와인 없이는 피로가 풀리지 않는다고 믿는 것처럼 말이다.

이 모든 깨달음이 진전이다. 같은 내용을 여러 번 배워야 하더라도 마찬가지다. 완벽한 변화는 없다. 새로운 사고방식에 금방 적응하는 고객도 있지만, 몇 주나 몇 달이 걸리는 경우도 있다. 실패를 통해 조금씩 배워나가자. 좌절되더라도 성장의 기회로 삼아 목표를 향해 나아가자.

가장 중요한 것은 친구를 대하듯 자신을 따뜻하게 대하고, 먹는 행동을 부끄러워하지 않으며 진정한 관심과 호기심을 가지는 것이다. 자신에게 맞는 계획을 찾을 때까지 계속 탐색하자. (5장에서 자세한 계획 수립 방법을 다룰 것이다.)

나는 이렇게 하고 나서야 뒤돌아보지 않게 되었다. 그동안 왜 먹게 되는지, 어떤 습관이 문제인지 제대로 이해하지 못한 채 체중과 칼로리에만 집착했다는 게 믿기지 않았다. 이렇게 생각이 바뀌자 유혹도 줄어들었다. 온종일 떠올리던 음식 생각에서 자유로워지는 것, 충분히 가능하다. 자신을 더 깊이 이해하게 되면, 다이어트와 체중 관리가 생각보다 훨씬 수월해진다는 사실을 알게 될 것이다.

4장

먹을 때와 멈출 때:
내 몸의 신호를 읽는 법

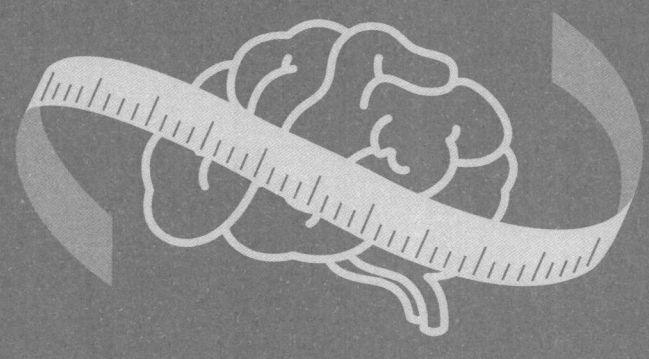

앞으로 소개할 방법들은 내게 5킬로그램 감량이라는 눈에 보이는 변화를 안겨주었다. 그리고 그것은 평생 유지할 수 있는, 내 마지막 다이어트의 시작이 되었다. 요요 현상에 대한 경고는 귀가 아프도록 들었다. 실제로 한때는 체중 변화에 대비해 치수별로 가운을 세 벌이나 갖고 있었다. 목표 체중에 도달해도 큰 치수 옷은 좀처럼 버릴 수 없었다. 바지가 다시 조여오기 시작하면, '이제 또 웨이트워처스를 찾아가야 할 때구나' 하고 깨달았다.

그러나 이번엔 뭔가 달랐다. 더 희망적인 깨달음이 찾아왔다.

진료실에서 동물 모양 크래커를 과하게 먹은 날이었다. 당연히 저녁 시간이 되었는데도 배고프지 않았다. 저녁은 늘 먹던 익숙한 요리였고 향도 좋았지만, 배고픔과 상관없이 '영양'을 채워야 한다고만 생각하며 먹었다. 공들여 준비한 음식인데 가족들과 함께 먹지 않을 이유가 있을까? 하지만 그 순간 나는, 배가 고프지 않은데 억지로 먹는 것은 전혀 의미 없는 일이라는 사실을 깨달았다. 식탁에 앉아 가족과 대화만 나눠도 충분했다. 음식은 보관해두었다가 정말 배고플 때 먹으면 되었다.

처음엔 걱정이 들었다. '가족과 함께하는 식사는 중요한데, 같이 먹지 않고 어떻게 유대감을 쌓지?' (사실 음식을 준비하고 함께 앉아 이야기를 나누는 것만으로도 충분했다. 내가 밥을 먹느냐 마느냐는 중요하지 않았다.) '어린 두 아이는 모를 테지만, 열 살 큰애는 알아챌 텐데. 이상하게 여기지 않을까?' 걱정했다. 예상대로 작은 아이들은 무심했지만, 큰애는 알아챘다. "엄마, 왜 밥 안 먹어요?" "음, 별로 배가 안 고파서. 나중에 먹을게." "네, 알겠어요." 이게 전부였다. 오히려 더 좋았다. 아이들 뒤처리하느라 허겁지겁 먹지 않아도 되었으니까. 흥미롭게도 그 '나중'은 그날 저녁이 아닌, 이튿날 점심이 되어서야 찾아왔다. 정말 배가 고파져서 전날 남긴 음식을 먹었다. 사소해 보이는 이 경험이 내게는 큰 전환점이 되었다.

가족이나 친구와의 식사가 중요하다면, 그 시간에 맞춰 배고파지도록 조절하면 된다. 퇴근 전 간식을 줄이니 집에 왔을 때 자연스레 배가 고팠다. 점심을 든든히 먹고 저녁까지 버티거나, 지방을 조금 더 섭취해 포만감을 유지할 수도 있다. 아침을 가볍게 해서 동료들과의 점심시간에 맞출 수도 있다. 점심에 배고프지 않거나 아침이 먹고 싶지 않아도 괜찮다. 몸이 음식을 원하지 않는다면 굳이 먹을 필요가 없다. 대부분은 정해진 시간에 식사해야 한다는 강박이나, 눈앞의 음식은 깨끗이 비워야 한다는 어린 시절의 교육 때문에 억지로, 습관적으로 먹는다. 4장에서는 이런 점을 고려해 진정한 식사 시점과 중단 시점을 파악하는 법을 배우고, 음식에 관해 우리가 갖는 생각과 감정, 행동이 어디서 비롯되었는지 살펴보려 한다.

필요 이상으로 먹지 않기

"식사 끝내기 전엔 자리에서 일어나면 안 돼." 당신도 어릴 때 이런 말을 들었을 것이다. 앞서 보았듯 부모들은 오랫동안 아이들에게 배고프지 않아도 음식을 깨끗이 비우라고 가르쳐왔다. 소아과 의사인 나는 자녀의 성장과 영양 상태를 지나치게 걱정하는 부모들을 자주 만난다. 자연스러운 '젖살'이 빠지면 갈비뼈가 보인다며 불안해하는 부모와 조부모도 많다. 이런 걱정 때문에 아이가 배부르다고 해도 더 먹으라고 강요하곤 한다. 일부 전문가들조차 이런 과잉 섭취가 건강과 생존에 필요하다고 가르쳤다. 이런 규칙의 배경에는 아동 발달과 영양 필요량에 대한 오해가 깔려 있다. 버릇없는 아이로 키우지 않으려는 염려 때문일 수도 있다("핫도그 사줬더니 반이나 버려?"). 심지어 죄책감도 동원된다. 예전부터 우리는 다른 나라 아이들은 우리가 남긴 강낭콩도 못 먹고 굶주린다는 말을 수없이 들어왔다.

필요 이상으로 먹어야 한다는 압박은 심리적 결핍에서도 비롯한다. 우리 부모와 조부모 세대는 전쟁과 경제 위기를 겪었다. 식량이 부족하던 시절에는 있을 때 먹어두어야 했고 낭비는 금물이었다. 영양실조와 질병이 만연했기에 아이들은 반드시 음식을 남김없이 먹어야 했다. 아프가니스탄이나 우간다는 아직도 그러한 상태다. 식량 불안정 지역에서 살았던 사람들은 풍족한 곳으로 이주해서도 그 심리적 결핍에서 벗어나기 어렵다.

우리 아이들이 아기 의자에서 밥을 먹을 때, 나는 특별한 깨달음을 얻었다. 식사가 끝나면 접시에 남은 음식은 없는지 살폈다. 조금이라도 남으면 버리기가 힘들었다. 남편의 도움으로 소량은 버려도 괜찮다고 생각하게 되었지만, 마음속 갈등은 여전했다. 셋째를 낳고서야 음식 낭비에 대한 강박을 비로소 극복할 수 있었다.

음식을 귀하게 여기는 부모들은 흔히 보상으로 아이들을 달래 접시를 비우게 한다. 그런데 그 보상이란 게 보통 '더 많은' 음식이다! 나 역시 "이거 다 먹어야 디저트 준다"는 말에, 배부른데도 디저트를 위해 억지로 먹었던 기억이 있다. 클린 플레이트 클럽Clean Plate Club이 생긴 배경에는, 아이들이 오히려 배가 부르면 음식을 남기는 본능을 지니고 있기 때문이다. 부모들은 그런 아이들을 훈육하기 위해 '접시는 깨끗이 비워야 한다'는 규칙을 만들어낸 것이다.

어른들은 어떤가? 전혀 그렇지 않다! 우리는 디저트를 위한 배는 따로 있다고 생각한다. 누가 쿠키 반쪽을 버리겠는가? 그건 낭비처럼 느껴지고 결국 다 먹고 만다. 우리는 이제 아이들에게서 배워야 한다. 몸이 원하는 걸 존중하면서도 '낭비'의 죄책감에서 벗어나야 한다. 필요한 양을 정확히 가늠하려 노력해도 가끔은 과하게 담을 수 있다. 그래도 괜찮다.

필요 없는 음식을 먹는 것도 낭비라는 점을 기억하자. 배부른데 억지로 더 먹어 자기 몸을 쓰레기통 취급하느니, 차라리 버리거나 퇴비로 만드는 게 낫다. 몸이 요구하는 것 이상을 먹지 않으려면 이런 뿌리 깊은 관념부터 의심해봐야 한다. 이제 '클린 플레이트 클럽'을 탈퇴할 때다. 때로는 가벼운 탈수가 배고픔으로 느껴질 수 있다. 평소보다 일찍 배고프다면 물을 마셔보자. 수분을 충분히 보충하면 식사 사이의 간식 욕구나 다음 식사를 서두르고 싶은 마음이 사라질 수 있다.

배고픔 지수 활용법: 진짜 포만감이란

내 식습관을 바꾼 결정적인 도구는 배고픔의 정도를 숫자로 표현한 '배고픔 지수'였다.

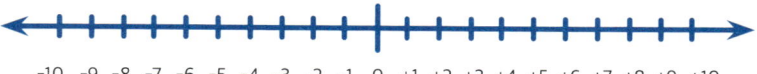

-10은 극한으로 굶주린 상태다. 눈앞의 무엇이든 먹을 태세다. 상한 과일 케이크든, 신발이든, 심지어 벌 떼라도 상관없을 정도다. +10은 상상할 수 있는 최대한의 포식 상태에서 한 입을 더 먹었을 때의 상태다. 각 단계를 자세히 살펴보자.

-1 = 배고픔의 첫 신호
-2 = 배고픔을 느끼지만 아직 식사 준비까지는 생각하지 않음
-3 = 많이 배고프진 않지만 먹을 만한 상태
-4 = 배가 고프고 위장이 꼬르륵거림. 지금 먹고 싶지만 아직 급하진 않음
-5 = 지금 당장 뭔가 먹고 싶음
-6 = 먹을 수 있는 모든 것이 떠오르고 불안해지기 시작함
-7 = 위급함을 느끼며 눈에 보이는 대로 먹고 싶어짐
-8 = 기력이 떨어지고 어지러움
-9 = 고통스러울 정도로 불편하며 음식 생각만 남음
-10 = 극도의 굶주림으로 당장 무엇이든 먹어야 할 것 같음

반대쪽을 보자.

0 = 중립 상태로 배고프지도 배부르지도 않음

+1 = 미세한 포만감이 시작됨

+2 = 식사 속도가 자연스레 늦춰짐

+3 = 배고픔이 거의 사라지고 가벼운 운동이 가능한 상태

+4 = 기분 좋은 포만감 정도로 짧은 거리는 걸을 수 있음

+5 = 약간 배부른 상태로 산책하려면 잠시 소화시간이 필요함

+6 = 걷기가 불편하고 휴식이 필요한 상태

+7 = 과식 상태로 소화가 안 되고 옷이 불편해짐

+8 = 몇 시간 동안 아무것도 할 수 없을 정도로 배부름

+9 = 움직일 수 없고 더 이상 먹을 수 없는 상태로, 후회가 시작됨

+10 = 통증이 느껴질 정도로 배부름

예전의 나는 배가 고프지 않은 중립 상태(0)에서도 지루함이나 식사 시간이라는 이유로 +6이나 심지어 +8까지 먹곤 했다. 하지만 실험 끝에 적정선을 찾았다. -4에서 식사를 시작하고 +4에서 멈추는 것이다. 이렇게 하면 몸에 정말 필요한 만큼만 먹을 수 있고, 최상의 컨디션을 유지할 수 있다. 이것이 비결이다. -4가 되기 전에는 먹지 않고, +4가 되면 먹기를 멈추며, 다시 -4가 될 때까지 기다린다.

너무 주관적인 것 아닐까?

-4나 +4가 되었을 때 경고등이 켜지면 좋겠지만, 모두 동의하는 정확한 수치를 알려주는 방법은 없다. 이 숫자들은 시행착오를 거치

며 자신의 몸을 이해하는 과정에서 나온다. 지방 소모 상태가 되면 극심한 배고픔은 덜 느끼게 된다. -4 정도의 배고픔이 찾아와도 몸은 저장된 에너지를 활용해 이를 다스린다. 배고픔 지수를 사용하다 보면 -5 이하로 떨어지면 위험하다는 걸 알게 된다. 이때는 너무 배가 고파 무엇이든 급하게 먹게 되고, 과식으로 이어질 가능성이 크다. 허겁지겁 먹다 보면 몸이 포만감을 느낄 여유도 없고, 뇌가 소화 과정을 따라가지 못해 적절한 식사 중단 시점을 놓치기 쉽다. 급하게 먹고 나서야 30분 뒤에 과식했다는 걸 깨닫게 된다.

마지막 한 입을 먹고 포만감을 느끼기까지는 보통 20~30분이 걸린다. 이는 여러 신호가 복합적으로 작용한 결과다. 먼저 위장의 신전수용기stretch receptor가 음식물의 양을 감지한다. 하지만 이것만으로는 부족하다. 장에서 분비되는 포만감 호르몬이 뇌에 도달해야 하는데, 이는 음식이 소화되는 과정을 거쳐야 한다. 이 시간은 사람마다 다르다. 더 빠르거나 느릴 수 있지만, 처음 시작할 때는 이 정도 시간이 걸린다는 걸 알아두는 게 좋다. 이 지연 시간을 모르면 그 사이 음식을 더 먹게 되기 쉽다. 아직 배가 고프다고 느끼거나 디저트를 먹을 여유가 있다고 생각할 수 있지만, 먹은 음식이 소장에 도달하지 않았거나 포만감 호르몬이 아직 전달되지 않은 상태일 수 있다.

빨리 먹는 습관은 어린 시절의 경험에서 비롯하기도 한다. 한 고객은 대가족 속에서 자신의 몫을 지키기 위해 급하게 먹는 습관이 생겼다고 했다. 그는 여전히 무의식적으로 누군가 자신의 음식을 가져갈까 봐 걱정하며 서둘러 먹었다. 나 역시 원래 빨리 먹는 편이었다. 하지만 천천히 먹는 배우자와 더 천천히 먹는 아이를 만나면서

달라졌다. 처음엔 답답했다. 내가 설거지를 시작할 때도 그들은 여전히 식사 중이었으니까. 하지만 그들의 속도에 맞추다 보니 음식을 더 음미했고, 포만감도 더 잘 느낄 수 있었다. 빨리 먹는 습관도 바꿀 수 있다는 것을 깨달았다.

물론 급하게 먹어야 할 때도 있다. 의사인 나는 응급 상황으로 식사 시간을 놓치거나, 진료가 밀려 짧은 시간 안에 먹어야 할 때가 많다. 바쁜 일정 때문에 여유 있는 식사가 어려운 분들은 이와 비슷한 경험이 있을 것이다. 이럴 때는 포만감의 지연 효과를 기억하자. +4까지 급하게 채우지 말고, 곧 포만감이 찾아온다는 걸 알고 +2나 +3 정도에서 멈추는 게 좋다. 배고픔 지수에 익숙해지고 식사 후 포만감의 변화를 이해하려면 시간과 연습이 필요하다. 이 과정은 우리 다이어트에 꼭 필요한 훈련이다. +4에서 멈추는 연습을 통해 가장 좋은 결과를 얻을 수 있기 때문이다.

배고픔 지수 확인하기

많은 고객이 배고픔 지수를 처음 접하면 "너무 주관적인 것 아닌가요?"라고 묻는다. 자신의 감각과 패턴을 잘 모르겠다는 것이다. 하지만 이 도구의 가치를 발견하고 적극적으로 활용하는 사람들도 있다. 내 고객 마리아가 그랬다. 그는 자신의 배고픔과 포만감을 이해하기 위해 끊임없이 관찰하고 조정했다. "+4가 되면 배가 살짝 빵빵해지고 더 먹고 싶은 마음이 줄어들더라고요. 그 느낌이 오면 잠시 멈추고 상태를 지켜보려고 해요." 다음 방문에서 그는 이렇게 말했다. "알고 보니 그게 +4는 아니었어요. 30분쯤 지나니 확실히 +5였거든요. 분명 과식이었죠." 하지만 그는 완벽하지 못했다고 좌절하거나 화내지 않았다. 그래서 계속 이어갈 수 있었다.

마리아는 매 식사에서 원하는 포만감의 시점보다 조금 일찍 식사를 멈춰보며 몸의 반응을 살폈다. 잠시 기다렸다가 여전히 너무 부른지, 아니면 +4의 기분 좋은 포만감이 유지되는지 확인했다. 많은 사람이 과식을 정상으로 여기도록 길들어져 있지만, 마리아는 평소 무시했던 몸의 신호에 귀 기울이는 법을 새로 배웠고, 그 결과 11킬로그램을 감량할 수 있었다.

샐러드는 마음껏 먹을 수 있었지만

웨이트워처스 프로그램을 따르던 시절, 나는 배고픔을 조절하기 위한 나만의 방식을 찾아냈다. 저녁이면 하루 음식 할당량이 바닥나는데, 밤에 배고파질까 봐, 또는 계획을 어겨 그 주의 감량 목표를 놓칠까 봐 두려웠다. 성취욕이 강하고 규칙을 중시하는 나로서는 둘 다 받아들일 수 없었다. 그래서 찾아낸 해결책이 있었다. 바로 엄청나게 많은 양의 샐러드를 먹는 것이었다.

대부분의 다이어트 프로그램에서 채소는 '자유 식품'이었다. 일일 할당량에 포함되지 않았기에, 나는 저녁 식사 후 샐러드를 산처럼 쌓아놓고 먹었다. 당시에는 배고픔 지수를 몰랐기에 거리낌 없이 다 비웠다. 점차 식후의 복부 팽만감과 과도한 포만감이 일상이 되었고, +6이나 +7 정도는 되어야 제대로 먹었다고 느낄 정도가 되었다. 나도 다른 이들처럼 '대식가'가 된 것이다. 많이 먹고 지나치게 배부른 상태를 즐기게 되었다. 특히 포만감이 다른 감정을 누그러뜨려서, 나도 모르게 좌절·불안·우울·지루함 같은 감정을 음식으로 피하고 있었다.

지금의 지식을 그때도 알았더라면, 아무리 영양가 있는 음식이라도 지나치면 좋지 않다는 사실을 받아들일 수 있었을 것이다. 피자보다는 샐러드가 건강에 좋다는 건 맞지만, 그조차도 결핍에 대한 두려움과 과식 습관을 강화하는 방식으로 섭취했다. 어느새 식탁에서 일어나기 힘들 만큼 배가 불러야 식사가 끝났다고 느꼈다.

+4에서 식사를 멈추는 게 걱정될 수 있다. 과식에 익숙한 사람은 그 시점이 너무 이르다고 느낄 것이다. 그렇다면 +4에서 멈추고 20~30분 후에 다시 확인해보길 권한다. 필요하다면 더 먹을 수 있다는 걸 기억하며, 잠시 후 상태를 살펴보자. 대개는 적당한 포만감을 느끼며 더 먹지 않아도 될 것이다. '이 정도로는 다음 식사까지 못 버틸 것 같아. 중간에 배고프면 어쩌지?' 하고 걱정할 수 있다. 하지만 자신만의 식단을 짤 때의 장점은 식사 간격을 조절할 수 있다는 것이다. 배고픔 지수에 익숙해지면, -4가 되었을 때 간식을 먹는 등 보다 유연한 계획을 세울 수 있다.

욕구는 언제든 충족시킬 수 있다. 어른으로서 남의 시선과 관계없이 자신의 몸에 가장 좋은 것을 스스로 결정할 수 있다. 중요한 건 진정한 신체적 욕구와 정서적 욕구를 구분하는 법을 배우는 것이다. 음식은 몸의 영양을 위한 것이지, 감정의 위안처가 아니다. 정서적 욕구는 다른 방식으로 해결해야 한다.

배고픔 신호를 재해석하라

밀가루와 설탕을 여전히 습관처럼 먹고 있거나 지방 소모에 적응하지 못했다면, 이 상태가 호르몬에 영향을 미쳐 배고픔 지수가 왜곡될 수 있다. 지금 먹지 않아도 괜찮다는 것을 알면서도 극심한 배고픔을 느낀 적이 있다면, 이게 무슨 뜻인지 이해할 것이다.

배고픔이 시작될 때, 몸에 충분한 에너지가 지방으로 저장되어 있는데도 음식에 대한 욕구가 강렬하게 느껴질 수 있다. 지방 소모 상태의 사람이 −2로 느끼는 배고픔을, 당을 주로 소모하는 사람은 −7처럼 느낄 수 있다. 전자는 약간의 배고픔에도 견딜 수 있지만, 후자는 즉시 음식을 찾게 된다. 밀가루와 설탕을 줄이는 식습관 변화에는 인내심이 필요하다. 배고픔에 미치는 영향이 즉시 나타나지는 않기 때문이다. 물론 과식 습관 자체는 별개의 문제다.

최근 고객 한 명이 내게 답답한 심정을 털어놓았다. 목표의 절반 정도는 달성했지만, 그 이상의 진전이 없어서였다. "밀가루와 설탕은 끊었고, 계획한 음식만 먹어요. 그건 문제없는데, 끼니마다 계획한 음식을 너무 많이 먹는 게 문제예요." 나는 배고픔 지수를 다시 점검해보라고 했다. +4에서 멈췄다고 생각했는데도 과식이 계속되고 체중이 줄지 않는다면, 지수를 재확인할 필요가 있다. 영양가 있는 음식을 먹고 밀가루와 설탕을 끊었다면, 대개는 양이 문제다. 적정량을 가늠하지 못하는 것이다. "+3에서 멈추는 실험을 해보면 어떨까요? +3이라 느끼는 게 실제로는 +4일 수 있으니까요. 몸이 보내는 신호를 새롭게 해석해봐요."

다행히 그는 이 제안을 받아들였고, 지금은 목표를 향해 순조롭게 나아가고 있다. 체중이 줄면 몸의 신호를 재해석해야 하는데, 이 타이밍을 놓치고 있었던 것이다. 체구가 작아지면 에너지가 필요한 세포 수도 줄어, 필요한 음식량도 감소한다. 이전의 +4 기준으로 먹으면 실제로는 과식이 되는 셈이다. 식사 중 몸의 신호를 더 주의 깊게 살피면서, 그는 다시 정상 궤도에 올랐다.

오랫동안 과식해왔다면, 처음에는 몸의 신호를 알아채기 어려울 수 있다. 숨쉬기 힘들 정도로 배가 불러야 하거나, 식후 한 시간은 쉬어야 한다고 생각할 수도 있다. 체중 조절은 지금 '정상'이라고 생각하는 몸무게가, 사실은 내 몸에 무리가 될 수 있음을 받아들이는 데서 시작한다. 새로운 방식을 시도하는 데 열린 마음을 가지면, 당장은 불편하더라도 평생 유지할 수 있는 건강한 체중에 도달할 수 있다.

과식을 멈추면 활력이 돌아온다

많은 고객이 과식하지 않을 때 오히려 기분이 좋아진다는 사실을 알고 놀란다. +4에서 멈추는 게 망설여졌던 사람들도, 실제로 해보면 전반적으로 컨디션이 훨씬 좋아진다는 것을 깨닫는다. "활력이 넘쳐요!"라는 말을 자주 듣는다. 과식하고 난 뒤 몸이 둔해지는 것은 소화에 너무 많은 에너지를 쓰기 때문이다. 그래서 대부분 과식 후에는 나른해지고, 점심 후 낮잠을 자거나 멍하니 있고 싶어 한다. 식사를 하고 한참 지난 후에도 활동적인 일이나 운동은 엄두도 못 내게 된다.

수면의 질도 나빠진다. 밤에 몸을 회복하고 뇌를 재생해야 할 시간에 소화에 에너지를 뺏기기 때문이다. 『임상수면의학*Journal of Clinical Sleep Medicine*』 연구에 따르면, 취침 전 식사(특히 고지방 음식)는 수면 효율을 떨어뜨리고, 잠들기까지 시간이 더 걸리며, 잦은 각성과 렘수면 감소 등 여러 면에서 수면의 질을 저하시킨다.

+4에서 멈추면 식후 '회복' 시간이 필요 없다. 오히려 활력이 넘치고 머리가 맑아진다. 몸이 제대로 기능한다고 느낀다. 하지만 배고픔 지수의 특정 수치와 실제 감각을 정확히 맞추려면 꾸준한 실험과 조정이 필요하다. 자신의 상태를 확인하고 배고픔 지수를 정확히 읽어내는 능력이 자연스럽게 체화될 때까지 이런 시행착오는 충분히 가치 있는 과정이다.

신체적 배고픔과 정서적 배고픔 구별하기

"배고픔이 서서히 느껴지지 않아요. -1에서 -2, -3으로 천천히 내려가는 게 아니라 갑자기 0에서 -7로 떨어진다니까요." 한 고객의 말이다. 또 다른 고객인 애너벨은 더 특이한 경험을 했다. "식사를 충분히 하고 나서도 오히려 더 배고픈 것 같아요." 이런 경험들은 일반적인 생리적 배고픔과는 거리가 멀다. 정서적 배고픔은 몸에 실제로 영양분이 필요하지 않은데도 느끼는 허기감이다. 특히 정제된 밀가루와 설탕을 제한하면 이러한 비정상적인 배고픔은 거의 사라진다. 정서적 배고픔과 신체적 배고픔은 느낌부터 다르다.

"그 배고픔은 어디에서 느껴지나요?" 내가 애너벨에게 물었다. "음, 가슴쯤에서요?" 그가 잠시 생각하고 답했다. 신체적 배고픔은 대개 배에서 시작되며 꼬르륵거린다는 특징이 있다. 반면 정서적 배고픔은 주로 목구멍이나 위장 상부, 심지어 입안에서도 느껴진다. 사람마다 느낌은 다양하다. 어떤 이는 속이 부글거린다고 하고, 다른 이는 텅 빈 것 같다고 표현한다. 가장 큰 차이는 발현 속도다. 신체적 배고픔은 점진적으로 찾아오지만, 정서적 배고픔은 갑작스럽게 밀려온다. 나는 애너벨에게 제안했다. "다음에 그런 느낌이 들면, 잠시 참고 관찰해보세요. 몸의 어느 부위에서 얼마나 오래 지속되는지." 일주일 후 그는 그 느낌이 가슴뼈 뒤쪽에서 시작되어 고작 5분간 지속되었다고 말해주었다.

아직 배고프지 않다면 어떻게 먹어야 할까

지방 대사가 원활한 사람들은 반대의 고민을 한다. "저는 심한 배고픔을 거의 못 느껴요. -4까지도 안 가본 것 같은데, 언제 먹어야 할까요?" 과도한 배고픔에 익숙했던 사람들은 강한 공복감을 식사 신호로 여기기 쉽다. 하지만 건강한 식사 패턴에서는 가벼운 허기가 더 자연스러운 상태다. 규칙적인 영양 공급으로 우리 몸이 안정된 상태라면, 극심한 배고픔이라는 방식으로 경고를 보낼 이유가 없다.

정해진 식사 시간이 되었는데도 배고프지 않다면, 융통성 있게 대처하자. 한두 시간 기다려 -4 정도의 배고픔을 느낄 때 먹는 것이 이상적이다. 단, 일정상 나중에 식사가 어렵다면 미리 먹어도 좋다. 이때 중요한 것은 포만감이 +4에 이를 때까지 먹되, -4에서 시작할 때보다는 적은 양을 섭취하는 것이다. 자신의 신체 신호에 집중하면서 식사하면, 실제 필요한 양이 평소 식사량의 절반이나 4분의 3 정도일 수 있다는 것을 발견하게 된다. 또한 음식의 종류에 따라 포만감 지속 시간이 다르다는 것도 알게 된다. 우리 몸은 기계처럼 일관된 반응을 보이지 않는다. 그러므로 일상의 식사 계획을 세울 때는 충분히 유연성을 두고 매일 다르게 나타나는 신체의 배고픔 신호를 존중해야 한다.

과식에서 벗어나 얻는 해방감

음식 조절에 대한 반응은 사람마다 매우 다르다. 어떤 이들은 해방감을 느낀다. 더 이상 끊임없이 음식을 생각하지 않아도 된다는 자유로움 때문이다. 반면 다른 이들에게는 큰 상실감으로 다가온다. 마치 오랫동안 위안을 주었던 애착 담요를 강제로 빼앗기는 듯한 느낌 때문이다. 이런 감정을 마주했을 때는 생각의 전환이 필요하다. "이제 내 몸에 정말 필요한 만큼만 먹을 수 있게 되었다"는 관점으로 바라보는 것이다. 이는 단순한 제한이 아닌, 자신의 몸에 관해 더 깊이 이해하게 되었음을 의미한다.

처음에는 음식 섭취를 줄이는 일이 무언가를 상실한 것처럼 느껴질 수 있다. 하지만 점차 이는 음식으로부터의 자유와 내면의 평화를 향해가는 여정이 된다. 과식의 순간적 즐거움 대신 새로운 기쁨을 발견하게 된다. 체중 감소와 함께 찾아오는 변화들은 놀랍다. 몸이 더 자유롭게 움직이고, 공원 산책을 즐기며, 아이들과 함께 뛰어놀 수 있는 에너지가 생긴다. 오후의 졸음이 사라지고 정신이 더 맑아져 하루하루를 주도적으로 살아갈 수 있다.

그래도 슬픔이 찾아온다면 이렇게 자문해보자. "지금 내 몸에 진정한 자양분을 줄 최선의 방법은 무엇일까?" 때로는 계획된 식사를 추가하는 것이, 때로는 그 반대가 해답일 수 있다. 과식으로 인해 신체적·정서적 문제를 겪고 있다면, 오히려 절제가 몸에 주는 최고의 자양분이 될 수 있다. 한 가지 즐거움을 잃더라도 삶은 새로운 기쁨으로 가득 찬다. 건강 증진, 에너지 상승, 활동성 향상은 물론 수명 연장까지⋯ 우리는 더 풍요로운 삶을 살아갈 준비를 하고 있다.

완벽한 조절이 아니라, 현명한 조절

배고픔 지수를 연습하다 보면 조금만 벗어나도 자책감이 밀려온다. '으, 이렇게 배부를 때까지 먹다니! 왜 진작 멈추지 못했지? 의지가 없어도 너무 없어.' 이런 일이 반복되면 자책은 더 심해진다. '또 이러네! 매번 속이 안 좋을 때까지 먹고 후회하고…. 대체 왜 그러는 거지?' 하지만 기억하자. 배고픔 지수는 자신을 공격하는 무기가 아니라 몸의 신호를 이해하기 위한 도구다. 이를 제대로 활용하지 못했다면, 그 경험을 기회로 삼자. 다음과 같이 생각해볼 수 있다. '+4가 아닌 +6까지 먹어버렸네. 왜 그랬을까? 아, 일이 바빠서 점심을 제대로 못 먹었지. 저녁에 드디어 밥을 먹게 되니까 아까 허기졌던 걸 보상받고 싶은 마음이 들었던 거야. 그래서 과식했고, 결국 잠도 설치게 됐어.'

사람들과 함께 먹을 때나 다른 활동을 하면서 식사할 때는 몸의 신호를 놓치기 쉽다. TV를 보거나, 스마트폰을 들여다보거나, 게임을 하거나, 다른 생각에 빠져 있으면 자신이 얼마나 먹었는지조차 파악하기 어렵다. 특히 뇌가 식사 외의 다른 일에 집중하면, 포만감의 초기 신호를 알아차리지 못한 채 배고픔 지수가 나타내는 적정선을 넘어 계속 먹게 된다. 이런 일이 반복되면 부정적인 자기 대화가 시작된다. '나는 내 몸이 보내는 신호조차 듣지 못하는군. 그래서 체중이 늘어나는 거야.'

그러므로 몸의 신호에 귀 기울이려면 방해 요소를 최소화하며 식사하는 것이 좋다. 음식을 먹을 때는 스마트폰을 멀리 두고 TV도 끄자. 배고픔 지수 +4에 도달할 때까지 식사에만 집중하고, 그 후에 뉴스를 보아도 늦지 않다. 이때 배고픔 지수에 적응하는 속도는 각자 다르다는 점을 기억하자. 어떤 사람은 금방 익숙해지지만, 다른 사람은 몸이 보내는 신호를 이해하고 자신에게 맞는 패턴을 찾는 데 더 많은 시간이 필요할 수 있다. 이는 매우 자연스러운 현상이다. 특히 이전에 이런 방식으로 먹어본 적이 없다면 더욱 어렵다. 시간이 얼마나 걸리든, 배고픔 지수를 잘 활용하는 법을 배우는 과정은 충분히 가치 있고 필요한 일이다. 실제로 내가 만난 고객들 중에는 일주일 만에 이 개념을 완전히 받아들이고 실천한 사람도 있었고, 몇 주에 걸쳐 천천히 자신의 패턴을 찾아간 사람도 있었다.

스스로에게 다정하라는 말은 무조건적인 관대함이나 충동에 따라 행동하라는 뜻이 아니다. 그것은 자신과 건강한 관계를 맺기 위해 꾸준히 노력하는 자세를 말한다. 자신에게 한 약속은 성실히 지키되, 실수로 그 약속을 어겼다고 해서 스스로를 몰아세우지 않는 균형 잡힌 태도, 그것이 진정한 자기 친절이다.

내 몸에 맞는 방식 찾기

이러한 접근법은 지속 가능한 다이어트의 시작점이다. 실제로 나는 생리적 배고픔을 정확히 파악하고 그에 따라 행동하는 법을 터득한 후로 칼로리나 식사량, 영양소 비율을 일일이 계산하지 않고도 자연스럽게 체중이 감소하기 시작했다. 내 몸에 진정으로 필요한 것이 무엇인지 파악하는 과정에서, 타인이 정한 기준이 아닌 내 몸의 신호를 신뢰하게 되었다.

그러나 배고픔 지수는 성공적인 체중 관리를 위한 여러 도구 중 하나일 뿐이다. 나는 몸이 보내는 신호에 귀 기울이면서 동시에 다른 전략도 함께 활용하여 지속 가능한 다이어트에 성공할 수 있었다. 이제 다음 단계로 나아가 보자.

내 몸에 맞는 식사 횟수 찾기

신체적 허기 때문에 간식이 필요한 경우가 아니라면, 하루 세 끼 식사만으로도 충분히 몸의 인슐린 생산과 조절이 가능하다. 잦은 식사는 췌장의 인슐린 분비를 촉진하여 몸이 지방을 저장하는 상태를 유지하게 만들고, 결과적으로 체중 감량을 더 어렵게 한다. 10대나 20대에는 잦은 간식이 큰 문제가 되지 않았을 수 있지만, 나이가 들수록 간식을 유의해야 한다.

하루 4~5회의 소식이나 규칙적인 간식을 선호하고 이를 지속할 의지가 있다면, 그것도 하나의 방법이 될 수 있다. 이 경우에는 배고픔 지수를 다르게 적용해야 한다. 하루 식사 횟수에 따라 -4에서 +4 대신, -2에서 +2, 또는 -1에서 +1 사이를 목표로 삼고 일찍 식사를 마치면, 다음 가벼운 식사 시간에 맞춰 자연스럽게 배고픔을 느낄 수 있다.

5장

나만의 식단 짜기

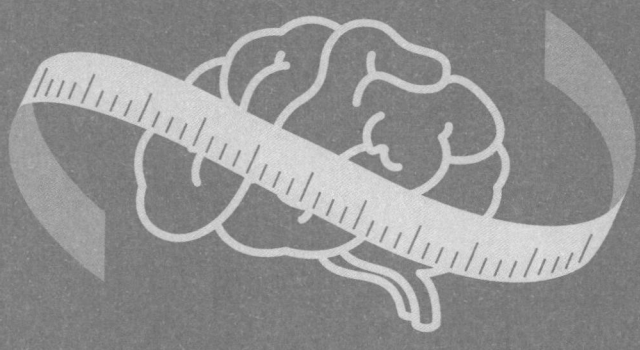

대부분의 다이어트 프로그램은 규칙 엄수를 강조한다. 무엇을 먹고 먹지 말아야 하는지, 열량과 영양소 섭취량, 식사량까지 모두 정해놓는다. 처음에는 새로운 식단과 규칙이 흥미롭게 느껴져 열심히 따르게 된다. 특히 스스로를 믿지 못하는 상태에서는, 다른 사람이 정해준 규칙을 그대로 따르는 것이 더 안전하게 느껴진다. '혼자 잘 할 수 있었다면 진작 성공했겠지'라는 생각 때문이다.

하지만 이런 복잡한 계획은 장기적으로 지속하기 어렵다. 특히 의지력이 바닥나면 더욱 그렇다. 끼니마다 열량과 영양소를 계산하거나, 좋아하는 음식을 평생 포기하거나, 휴가 때마다 '규칙 위반'으로 죄책감을 느끼며 살고 싶은 사람은 없다. 이런 프로그램들은 실패할 가능성이 높고, 애초에 장기적인 성공을 목표로 설계되지도 않았다. 영구적인 체중 감량이 가능하다면 매번 새로운 고객을 확보할 수 없기 때문이다.

다이어트 산업의 본질은 '일시적 성공'에 있다. 빠른 효과를 보여주지만 곧 요요 현상이 찾아오고, 결국 원점으로 돌아가는 것이 일반적이다. 다이어트에 실패할 때마다, 프로그램 자체보다 내 의지력이 부족하거나 몸에 문제가 있다는 식으로 스스로를 탓하곤 했다. 그러나 이는 잘못된 결론이다.

만약 내 필요와 상황에 맞춘 '나만의 프로그램'을 설계한다면 결과는 달라질 수 있다. 생활 리듬과 식습관, 취향을 고려한 계획이라면 훨씬 더 지속 가능하고, 음식과 다이어트로부터 진정한 자유를 경험할 수 있다.

이제 내가 실천한 이 맞춤형 다이어트 방식을 '프로토콜'(실행 계획)이라 부르려 한다. 이 프로토콜은 여덟 가지 핵심 요소로 구성되어 있으며, 각자의 상황에 따라 선택적으로 적용할 수 있다. 모든 요소를 한꺼번에 도입할 필요는 없다. 처음에는 자신에게 가장 적합해 보이는 것부터 시작하고, 준비가 되었을 때 다른 요소를 점진적으로 추가하면 된다. 어떤 요소를 선택하든 긍정적인 변화가 가능하므로, 완벽히 실천해야 한다는 부담을 가질 필요는 없다.

프로토콜은 고정된 규칙이 아닌 유동적인 계획이다. 우리의 삶과 신체 상태, 목표가 변화함에 따라 함께 진화할 수 있다. 이제 이 프로토콜을 구성하는 여덟 가지 핵심 요소를 살펴보자.

1. 음식 일기 쓰기

변화를 이루려면 먼저 현재 상태의 원인을 파악해야 한다. 매일의 식사를 간단하게라도 기록해놓으면, 어떤 음식이 나에게 도움이 되고 어떤 것이 그렇지 않은지 명확히 알 수 있다. 이때 음식의 무게나 크기를 일일이 측정할 필요는 없다. 배고픔 지수로 충분히 대체할 수 있다. -4에서 시작해 +4에서 멈추었다면, 그것이 바로 적정량이다. 음식 일기는 단순히 하루 동안 섭취한 모든 음식을 간단히 기록하는 것으로 충분하다.

다음 장에서는 음식 일기 작성법과 함께, 왜 피트니스 트래커 fitness tracker 같은 어플 대신 손으로 직접 기록하는 방식을 권장하는지 그 이유를 자세히 설명할 것이다. 음식 일기는 겉보기엔 단순해 보인다("먹은 걸 쓰면 되잖아!"). 그러나 그 효과를 제대로 누리기 위해서는 왜 쓰는지, 어떻게 써야 하는지를 더 깊이 있게 살펴볼 필요가 있다.

2. 설탕과 밀가루 제한

설탕과 밀가루 제한이 지속 가능한 다이어트의 핵심이라고 말하면 처음엔 좀 어렵게 들릴 수 있다. 하지만 이는 분명 실천 가능한 방법이다. 대부분은 설탕과 밀가루를 통해 빠른 도파민 분비를 경험하는 데 익숙해져 있어, 이 두 가지 없이 살아가는 생활을 상상하기 어려워한다. 오랫동안 유지해온 식습관을 바꾸는 일이므로 당연히 적응하는 데 시간이 필요하다. 특히 일상적으로 먹는 음식 대부분에 밀가루나 설탕이 포함되어 있다면, 초기 식단 구성이 까다로울 수 있다. 그러나 매우 바쁜 일상을 보내는 의사들도 수년간 잘 해내고 있듯이, 당신도 충분히 할 수 있다. 특히 이 방법은 무엇보다 건강에 놀라운 변화를 가져다준다.

설탕과 모든 종류의 밀가루(통밀 포함)를 제한하면 체내 호르몬과 배고픔 신호가 자연스럽게 균형을 찾는다. 이는 모든 탄수화물을 제한하라는 의미가 아니다. 과일·감자·고구마·겨울호박과 같은 전분이 풍부한 채소나 현미·귀리·퀴노아 같은 통곡물은 섭취해도 좋다. 제한해야 할 것은 빵·과자류·파스타·시리얼·디저트와 같은 밀가루로 만든 가공식품들이다. 이러한 방해 요소들을 제거하면 몸이 원래의 최적 상태로 돌아갈 수 있다.

미국 질병통제예방센터Centers for Disease Control and Prevention, CDC는 당 섭취 제한이 다이어트와 무관하게 모든 사람에게 중요하다고 강조한다. 2018년 연구에 따르면, 2세 이상 미국인은 하루 평균 17작은술의 첨가당을 섭취한다(자연당 제외). 식탁에서 설탕 17작은술을 직접 떠먹는 건 상상도 하기 싫겠지만 우리도 모르는 사이에 섭취하는 음료나 양념, 간식 속에는 많은 양의 설탕이 숨어 있다.

새로운 식습관을 시작할 때는 식품 성분을 꼼꼼히 살펴볼 필요가 있다. 영양 성분표를 읽다 보면 의외의 발견을 하게 된다. 예를 들어 케첩이나 바비큐 소스에는 놀라울 정도의 많은 설탕이 들어 있으며, 허니 머스터드를 비롯한 여러 양념류도 마찬가지다. 반면, 스리라차나 크리미 샐러드 드레싱 같은 소스들은 방부 목적으로 소량의 설탕만 포함된 경우가 많다.

제품을 고를 때는 첨가당이 성분 목록 순서에서 여섯 번째 이후에 있는지 확인하는 것이 중요하다. 즉, 상위 다섯 가지 성분에 자당·과당·포도당과 같은 당류나 아가베 시럽 같은 유도당이 포함되어 있지 않아야 한다. 생소한 성분명이 있다면 바로 검색해보자. 설탕과 인공 감미료의 종류가 너무 많아 일일이 나열하기는 어렵지만,

쇼핑할 때마다 성분표를 확인하는 습관을 들이면 점차 익숙해진다. 설탕이 성분 목록의 후반부에 있다면 프로토콜을 크게 방해하지 않으므로 너무 걱정하지 않아도 된다. 여기서 주의해야 할 것은 첨가당이지, 유제품이나 과일에 자연적으로 포함된 당이 아니다. 플레인 요구르트나 우유의 영양 성분표에도 당류 함량이 표시되어 있지만, 이는 모두 천연 유당이다. 피해야 할 것은 설탕이 추가된 딸기 우유나 초콜릿 우유와 같은 가공 제품이다.

드레싱은 다양한 대안이 있다. 양념과 향신료를 활용하거나, 마요네즈·랜치·시저 드레싱 같은 크리미한 소스를 선택할 수 있다. 또한 레몬·라임·버터·올리브유·식초·머스터드·타히니·페스토·과카몰레·후무스·요구르트·차지키·타르타르 소스·김치 등을 활용하면 풍부한 맛을 낼 수 있다. 무설탕 케첩도 시중에서 구할 수 있다. 평소 즐겨 먹던 드레싱에 설탕이 많다면, 여러 가지를 시도해보며 새로운 대안을 찾아보자.

밀가루와 설탕을 제한하면 신체가 본래의 기능을 회복한다. 특히 진정한 배고픔 신호를 더 잘 감지하게 된다. 목표 체중에 도달하고 이를 안정적으로 유지하면, 밀가루나 설탕이 포함된 음식을 신중하게 프로토콜에 추가해볼 수 있다. 하지만 내 고객들 대부분은 이러한 음식 없이도 상쾌함을 느끼며, 오히려 제한적인 식단을 선호한다. 음식 선택지가 충분히 다양해지기 때문이다. 시간이 지나면 이런 음식에 대한 갈망도 자연스럽게 사라지고, 특별한 경우가 아니면 떠올리지도 않게 된다. 그러나 식습관을 바꾼 후에도 여전히 갈망이 강력하다면, 이는 감정적 식사 패턴의 신호일 수 있으므로 음식에 대한 생각을 재점검할 필요가 있다.

설탕이 우리 몸에 미치는 영향

2014년 호주 영화감독 데이먼 게이모는 다큐멘터리 〈설탕 필름That Sugar Film〉에서 흥미로운 실험을 시도했다. 3년간 정제당을 전혀 섭취하지 않다가, 60일 동안 하루 40작은술(약 160그램)의 설탕을 섭취하는 실험이었다.

주목할 점은 그가 일반적인 정크푸드가 아닌, '건강식품'으로 알려진 프로즌 요구르트나 시리얼 바 등을 통해 당을 섭취했다는 것이다. 또한 전체 열량 섭취량은 평소와 동일하게 유지했다. 그는 의료진의 관찰하에 신체적·정신적 변화를 기록했다.

결과는 충격적이었다. 동일한 열량을 섭취했음에도 복부를 중심으로 체중이 급격히 증가했다. 이는 "섭취 열량과 소비 열량이 같으면 문제없다"는 통념이 잘못되었음을 보여준다. '당분 열량'이 일반 열량보다 체중 증가에 더 큰 영향을 미치는 것이다. 더 심각한 것은 불과 18일 만에 지방간 징후가 나타났다는 점이다.

정신 건강에 미치는 영향도 뚜렷했다. 설탕 섭취 후 45분간은 활력이 넘쳤지만, 이후 그는 급격한 집중력 저하와 무기력감을 경험했다. 미국항공우주국NASA의 물리학자 토머스 캠벨Thomas Campbell은 이를 이렇게 설명한다. "뇌와 신체는 포도당으로 작동하는데, 포도당 수치가 불안정하면 정신 기능도 불안정해집니다. 혈당이 안정적으로 유지될 때 정신도 더 맑아집니다."

정신이 흐려지면 판단력도 저하된다. 혈당 급상승이 일시적으로나마 뇌 기능을 회복시킨다는 것을 무의식적으로 알기 때문에, 더 많은 당분을 찾는 것이다. 놀라운 것은 우리 뇌가 당에 매우 민감하게 반응한

> 다는 점이다. 달콤한 디저트 사진만 봐도 도파민이 분비된다.
> 그러나 이러한 혈당 스파이크는 장기적으로 심각한 문제를 일으킨다. 연구에 따르면 과다한 설탕 섭취는 우울증·불안·학습 장애를 증가시키고, 전반적인 정신 건강에 부정적 영향을 미친다는 증거가 계속 축적되고 있다.

3. 식사 시간에만 먹기

인간의 몸은 끊임없이 음식을 섭취할 필요가 없다. 제대로 된 식사를 하는 것만으로도 다음 끼니까지 5~6시간을 충분히 견딜 수 있다. 간식을 완전히 끊으면 식사 시간에 필요한 만큼 먹게 된다. 피로나 지루함, 좌절감 같은 감정을 음식으로 달래려는 습관에서 벗어날 수 있다. 이를 통해 혈당이 안정되면서 몸은 더 자연스러운 상태를 찾아갈 것이다. 처음 몇 주 동안은 강한 갈망과 과도한 배고픔을 느낄 수 있다. '간식이 꼭 필요해!'라고 느낄 때는, 밀가루와 설탕이 없는 간식을 섭취해도 좋다. 단, 포만감이 +4에 이르기 전에 멈추는 것이 중요하다. 건강한 지방이 포함된 음식은 과도한 배고픔을 조절하는 데 도움이 된다.

일단 몸이 지방을 효율적으로 소모하는 단계에 들어서고 식사할 때 +4 수준에서 멈추는 습관이 들면, 과도한 배고픔은 줄어들고 수시로 군것질을 찾는 충동도 사라진다. 시작 단계에서는 계획에 없는 간식을 집에서 모두 치우는 것이 좋다. 하지만 추구해야 할 궁극적인 목표는 한때 저항할 수 없었던 음식과도 평화롭게 공존하는 것이다.

가족들이 다른 식습관을 가지고 있다면, 그들의 간식과 식사를 객관적으로 바라보자. 예를 들어 우리 집 선반에도 아이들을 위한 간식이 있지만, 그것이 내 건강에 도움이 되지 않는다는 것을 알기에 먹지 않는다. 내 식습관 변화가 다른 사람의 선택에 영향받을 이유는 없다. 과거에 즐겨 먹던 음식을 다른 사람이 먹는 모습을 보면서도 평정심을 유지하게 되는 것이 진정한 성공이다.

4. 개인 맞춤 규칙 수립(나만의 프로토콜)

식단 계획에는 두 가지 핵심 요소가 있다. 먹을 수 있는 음식 목록을 작성하고, 이를 바탕으로 식사 관련 행동 지침을 세우는 것이다. 먹지 '말아야 할' 음식을 나열하는 대신, 내 몸과 입맛에 맞는 음식 목록을 만들어보자. 이렇게 하면 식사 계획부터 장보기·요리·여행·외식까지 모든 것이 한결 수월해진다. 식품을 채소·과일·단백질·지방·곡물·음료 등으로 분류하고, 각 범주 안에서 선호하는 음식을 적어나가면 된다. 일반적으로 단백질은 적당량, 지방은 충분히, 탄수화물은 적정량을 섭취하는 것이 좋다. (구체적인 음식 예시는 뒤에 안내할 예정이다.)

많은 사람이 저탄수화물 식단을 추천하지만, 체중 감량을 위해 반드시 탄수화물을 제한할 필요는 없다. 다만 저탄수화물 식단이 자신에게 잘 맞고, 몸이 긍정적으로 반응한다면 그대로 유지해도 좋다.

고지방 식단을 실천한 나와 내 고객들은 놀라운 변화를 경험했다. 충분한 지방 섭취는 이전에는 느끼지 못했던 진정한 포만감을 가져다준다. 이는 단순한 배부름을 넘어선, 몸을 제대로 돌보고 있다는 만족감으로 이어진다.

우리가 추구하는 것은 안정적이고 편안한 식사다. 단순히 채소 샐러드만으로는 이런 상태에 도달하기 어렵다. 물론 채소는 건강한 식단의 중요한 요소지만 여기에 과카몰레나 고지방 드레싱, 고기나 치즈를 더하면 더 빨리 포만감을 느끼고 새로운 식습관에도 쉽게 적응할 수 있다. 이 과정에서 배고픔 지수도 자연스럽게 조정된다. 몸이 적응하면 예전보다 적은 양으로도 +4의 포만감에 도달한다는 것을 알 수 있다.

과일에는 천연당이 많이 포함되어 있지만, 대부분은 과일을 제한해야 할 만큼 과다 섭취하지는 않는다. 그러니 좋아하는 과일과 채소를 자유롭게 식단에 포함하자. 체중 감량이 정체된다면 당분이 많은 과일이나 전분이 많은 채소를 일시적으로 제한할 수 있지만, 현재 잘 맞는다면 계속 즐기면 된다.

나는 파파야를 좋아하지 않아 내 식단에 넣지 않는다. 건강식품이라는 이유만으로 억지로 먹을 필요는 없다. 식사는 즐거워야 한다! 밀가루와 설탕이 없는 범위 내에서, 입맛에 맞는 음식을 중심으로 식단을 구성하자. 한 고객은 채소를 매우 좋아하지만 푸른 콩과 방울양배추만은 예외였기에, 식단표에 '푸른 콩과 방울양배추를 제외한 모든 채소'라고 간단히 적었다. 이처럼 자신만의 기준을 정하면 된다.

건강한 지방이 필요한 이유

스낵웰SnackWell's이 전성기였던 그 시절, 데블스 쿠키 케이크부터 크림 샌드위치 쿠키, 초콜릿 칩 쿠키, 크래커, 칩, 시리얼 바까지 모든 제품이 인기였다. 대학 시절 야식이 당길 때면 24시간 편의점에서 스낵웰 제품을 골랐다. 저지방이니 마음 놓고 먹어도 된다고 생각했기 때문이다. 일반 쿠키의 두 배는 더 먹으면서도, 다이어트 식품을 선택한 자신을 뿌듯해했다. 포만감이 덜해 여러 개를 연달아 먹어도, 밤 11시 30분이어도, 건강한 선택을 했다며 자부심을 느꼈다.

하지만 나중에야 안 사실이 있다. 저지방 식품 제조사들은 맛이 없다는 단점을 보완하기 위해 당을 더 많이 첨가했다. 내가 계속 살이 쪘던 것도 당연한 일이었다! 저지방 제품은 해답이 될 수 없다. 우리는 오랫동안 지방이 나쁘다고 배워왔고, '저지방'을 다이어트와 동의어로 여겨왔다. 그래서 고객들에게 지방 섭취를 늘리라고 조언하면, 대부분 뭔가 잘못됐다는 듯 의아해한다(건강한 지방은 진정한 포만감을 주고 새로운 식습관 적응을 돕기 때문에, 맛있게 먹으면서도 과식과 잦은 간식을 자연스럽게 줄일 수 있으므로 저자는 지방 섭취를 조언한다—편집주).

고지방 식단을 실천할 때는 두 가지를 기억하자. 첫째, 트랜스지방이 아닌 건강한 지방을 섭취해야 한다. 둘째, 의사와의 상담이 반드시 필요하다.

중성지방과 공복혈당은 낮아졌지만, LDL 콜레스테롤 수치가 올라 의사의 우려를 샀다는 사례도 있다. 식단은 혈액 검사 결과와 가족력에 따라 달라질 수 있으므로, 전문가의 조언을 바탕으로, 밀가루와 설탕은 제외한 채 자신의 몸에 맞게 유연하게 조정해나가야 한다.

완벽보다 실천: 지속 가능한 건강한 선택

프로토콜을 설계할 때는 과도한 제한을 피해야 한다. 너무 엄격하거나 구체적인 규칙은 오히려 실천을 어렵게 만든다. 응급의학 전문의 알렉스의 사례가 이를 잘 보여준다. 그는 불규칙한 근무 일정 속에서 가공유를 완전히 배제하는 계획을 세웠다. 압착유(올리브유, 야자유)가 가공유(카놀라유, 대두유, 옥수수유)보다 영양소 파괴가 적고 건강에 더 좋다는 점에서 이상적인 선택이었다.

하지만 이는 대부분의 외식이 불가능하다는 의미였다. 결국 알렉스는 너무 제한적이라며 계획 자체를 포기해버렸다. 가공유를 피하겠다는 의도는 좋았지만, 현실적으로 지속하기 어려웠던 탓이다. 대신 "가능한 한 가공유를 피하되, 외식할 때는 예외로 한다"는 식의 현실적인 접근이 더 효과적이었을 것이다. 실제로 프로토콜을 이렇게 수정하자 그는 계획을 잘 지키며 체중 감량에도 성공할 수 있었다.

생리 주기로 인한 강한 식욕도 비슷한 방식으로 다룰 수 있다. 호르몬 변화로 한 달에 하루나 이틀 심한 배고픔을 느낄 때는 두 가지 선택지가 있다. 첫째, 이런 배고픔이 일시적이며 위험하지 않다는 것을 인식하는 것이다. 둘째, 그런 날을 위한 특별 미니 프로토콜을 마련하여, 기존 식단 내에서 추가로 섭취할 수 있는 음식을 미리 정해두는 것이다.

프로토콜은 단순하면서도 유연해야 한다. 특정 음식이 자신의 몸에 미치는 영향을 잘 파악하면, 그에 따라 프로토콜을 조정할 수 있다. 특히 초기에는 "최선을 다한다"는 것이 '완벽함'을 의미하지는 않는다는 사실을 명심하자. 어떤 날은 핫도그를 먹되 무설탕 케첩을 선택하거나, 케이크 대신 고기와 치즈를 선택하는 것이 그날의 최선일 수 있다. 이 또한 진전이다. 지속 가능한, 균형 잡힌 선택을 위해 꾸준히 노력하면 된다. 현재의 자신을 있는 그대로 인정하고 그곳에서 시작하는 것은 부끄러운 일이 아니다.

억지로 먹지 말 것

요리를 싫어한다면 전기구이 치킨, 포장 샐러드, 테이크아웃 음식도 좋은 선택이 될 수 있다. 물론 프로토콜에 맞는다는 전제하에서다. 살을 빼고 유지하기 위해 꼭 직접 요리해야 할 필요는 없다. 당신의 목표를 기억하고, 단순한 즐거움이 아닌 영양가 있는 음식을 선택하자. 예를 들어 팝콘은 프로토콜에서 제외한다. 균형 잡힌 영양가 있는 식사가 아닌, 단순한 기호식품이기 때문이다. 감자튀김이나 양파튀김 같은 튀김류도 피하는 것이 좋다. 과식하기 쉽고 트랜스지방이 많이 포함되어 있기 때문이다. 감자와 양파 자체는 괜찮다.

자신이 진정으로 좋아하는 음식을 알고 있다면, 음식 목록 작성은 10분도 걸리지 않는다. 하지만 우리는 종종 유행하는 건강식품에 현혹되어 실제로 그것을 먹을 때 느끼는 감정을 무시하곤 한다. 아사이베리가 유행할 때, 한 친구는 모든 음식에 아사이베리를 넣었다. 아사이베리 볼, 스무디, 오트밀 등 무엇이든 먹었다. 하지만 실제로는 아사이베리의 쓴맛을 견디지 못하고 블루베리를 그리워했다. 나는 그에게 말했다. "왜 억지로 먹어? 그냥 블루베리 먹으면 되잖아!"

프로토콜의 핵심은 쉽게 실천할 수 있는 음식을 선택하는 것이다. 지키기 힘든 계획은 좋은 계획이 아니다. 프로토콜은 당신의 기분을 좋게 하고, 활력과 만족감을 주어야 한다. 이를 따르다 보면 금지된 음식에 대한 집착은 생각보다 빨리 사라진다. 오히려 프로토콜 안의 음식이 맛있으면 당신을 기분 좋게 만들기 때문에, 다른 음식을 포기하는 것이 쉬워진다. 복잡하게 생각하지 말고 간단히 적어보자. "내가 정말 좋아하는 음식은 무엇일까? 어떤 음식이 내 몸을 기분 좋게 만들까?" 내 신조는 단순하다. "맛없는 음식은 먹지 않는다. 끝." 이제 이 말을 당신에게도 전하고 싶다.

5. 간헐적 단식 실천

간헐적 단식은 많은 고객이 점차 선호하기 시작한 영양 관리 방식이다. 처음에는 낯설 수 있지만, 하루 중 제한된 시간 동안만 식사를 하더라도 충분한 활력과 집중력을 유지할 수 있다. 이는 일정 관리를 유연하게 만들어주며, 충동적인 식사 욕구도 조절할 수 있게 해준다.

간헐적 단식이 최근의 트렌드처럼 보이지만, 이는 사실 인류의 자연스러운 식사 방식이었다. 수렵 채집 시대의 조상들은 음식을 구할 수 있을 때만 식사가 가능했기에, 자연스럽게 간헐적 단식을 실천했다. 비록 '간헐적 단식'이라는 용어가 2012년 이후 대중화되었지만, 우리 몸은 원래 이러한 방식에 최적화되어 있다. 하루에 규칙적으로 가공식품이나 냉동식품을 섭취하는 것은 인류 역사에서 매우 근래

스무디냐, 주스냐! 신중한 선택

식단을 구성할 때 몇 가지 중요한 지침이 있다. 그중에서도 자주 받는 질문이 스무디와 주스에 관한 것이다. 과일과 채소는 좋아하는 대로 선택해도 좋지만, 다이어트 초기에는 이를 갈아 마시는 것은 피하는 것이 좋다. 음식을 씹지 않고 마시면 더 많은 양을 더 빨리 섭취하게 된다. 씹는 행위는 소화와 포만감 형성에 중요하며, 마시는 것으로 대체하면 자칫 배고픔 지수 '+4'를 쉽게 넘어서 섭취할 수 있다.

씹기의 중요성은 연구를 통해서도 입증되었다. 씹는 행위는 기억과 학습을 담당하는 뇌의 해마에 긍정적인 영향을 미친다. 반대로 씹기 능력의 저하는 치매 발생과 인지력 감퇴의 위험을 높인다.

과일이나 채소를 과다 섭취하는 것도 문제가 될 수 있다. '딸기 여섯 알이 좋다면 열다섯 알은 더 좋지 않을까?'라고 생각하기 쉽지만, 우리 몸은 필요한 영양소를 얻은 후에는 남은 당분을 지방으로 저장한다. 영양가 있는 음식이라도 적정량을 지키는 것이 중요하다. 예를 들어 케일을 통째로 먹을 때는 절대 섭취하지 못할 만큼의 양을, 주스나 스무디 형태로는 쉽게 섭취하게 된다.

따라서 다이어트 기간에는 과일과 채소를 씹어서 먹기를 권한다. 목표 체중에 도달하고 이를 안정적으로 유지할 수 있게 되면, 그때 스무디나 주스를 시험해볼 수 있다. 섭취했을 때 기분이 좋고 체중이 안정적이라면 계속해도 좋다. 하지만 체중이 증가하거나 단 음식에 대한 갈망이 늘어난다면, 교체를 생각할 필요가 있다.

나만의 음식 목록을 만들자

아래는 나만의 음식 목록을 시작할 때 참고할 수 있는 기본 가이드다. 이는 완벽한 목록이 아니며, 더 많은 조합이 가능하다. 좋아하지 않는 음식은 과감히 제외하고, 설탕과 밀가루가 들어 있지 않다면 자유롭게 추가해도 좋다.

채소

배추/무/양배추/당근/시금치/감자/고구마/마늘/양파/대파/오이/토마토/상추/버섯/가지/케일/아스파라거스/근대/비트/청경채/브로콜리/방울양배추/콜리플라워/셀러리/적 케일/옥수수/민들레/펜넬/풋강낭콩/멕시코감자/겨자잎/오크라/파스닙/완두콩/각종 후추/치커리/방울무/깍지콩/새싹채소/스위스근대/수염토마토/순무/물냉이/겨울호박(땅콩단호박, 델리카타호박, 도토리호박, 단호박, 늙은호박)/애호박/주키니호박/국수호박

단백질

계란/우유*/돼지고기/소고기/닭고기/고등어/갈치/코티지 치즈*/치즈*/플레인 요구르트*/생선회/양고기/리코타치즈/샌드위치용 가공육(당 첨가 여부 확인)/물소고기

* 치즈는 고지방 유제품 선택

대체 식물성 단백질

두부/콩류/팥/녹두/병아리콩/견과류/갈아놓은 콩/말린 콩/풋콩/후무스/렌틸콩/템페/식물성 버거 패티(밀가루 제외)

지방

참기름/들기름/땅콩버터/마요네즈/아보카도/코코넛버터/크림치즈/버

터/올리브/올리브유/휘핑크림/샐러드 드레싱(설탕 함유량이 적은 것)/씨앗류/돼지기름/MCT 오일/피시 오일/아마씨유/아보카도유/견과류 기름(마카다미아, 아몬드, 호두 등)/사워크림/타히니

통곡물

현미/보리/귀리/메밀/수수/통보리/오트밀(전통식 또는 압착식, 인스턴트 퀵 오트 제외)/퀴노아/으깬 밀/불가bulga(쪘다 말린 밀가루—옮긴이)/자른 귀리/밀알

과일

사과/배/감/귤/포도/복숭아/수박/키위/바나나/딸기/블루베리/라즈베리/체리/자몽/오렌지/파인애플/레몬/라임/망고/무화과/구아버/멜론/잭프루트/금귤/파파야/자두/모과

자유롭게 먹을 수 있는 것들

- 사골국물: 하루 한 컵까지 가능.
- 흰쌀: 주식으로 먹는 문화권이라면 섭취 가능, 체중 감량이 정체되면 조절하거나 일시 중단.
- 카페인: 블랙커피나 차는 허용.
- 커피 음료(라테, 카푸치노): 고지방 우유로 만들어 식사 중에 섭취. 식사 전에 마시도록 계획.
- 코코넛 워터: 무가당이면 허용.
- 다크 초콜릿: 코코아 함량 80퍼센트 이상, 하루 두 조각까지 허용 (첨가당이 적고 지방으로 간주).
- 콤부차: 위장 문제가 있을 때만 권장, 1회 제공량당 설탕 2g 이하 제품 선택.

피해야 할 것들

- 밀가루 포함 식품: 글루텐 프리 밀가루, 견과 가루, 콩가루, 갈분, 옥

- 수수 전분, 저밀가루 빵, 맥아, 구아검 등 모두 제외.
- 설탕 포함 식품: 천연당, 과일즙, 꿀, 메이플시럽, 과일 향료, 가당 식초, 시럽 등 모두 제외.
- 트랜스지방 포함 식품: 마가린, 부분 경화유, 튀긴 과자류, 비유제품 크림, 팝콘 등 제외
- 모든 종류의 가공식품, 농축 식품, 정제 식품.
- 주스와 스무디
- 다이어트 탄산음료
- 에너지바
- 인공 감미료나 무칼로리 감미료 포함 식품
- 건과일(건조 과정에서 당 농축. 건포도에 든 당은 거의 60퍼센트!). 신선한 과일이나 냉동 과일 추천
- 껌, 박하사탕(풍미를 느끼려는 욕구를 계속 만들거나 적정한 수준보다 '입에 무언가를 더 넣고 싶게' 만든다)
- 단백질 가루(온전한 형태의 단백질 섭취 권장)

에 일어난 현상이다.

하지만 간헐적 단식이 모든 사람에게 적합한 것은 아니다. 특히 섭식 장애 이력이 있는 사람들은 주의해야 한다. 간헐적 단식이 섭식 장애의 다른 형태라는 오해가 있는데, 올바른 방식으로 진행한다면 건강에 도움이 되는 식습관이다. 그럼에도 극단적인 식사 제한이나 불규칙한 섭취 패턴을 보이면서 폭식으로 이어진다면, 이는 새로운 형태의 섭식 장애로 발전할 수 있다. 과거에 폭식 증상이 있었던 사람이라면, 증상이 재발하거나 악화할 수 있으므로 간헐적 단식을

피하는 것이 좋다.

간헐적 단식은 체내 지방 연소 능력이 향상된 후에 도입하는 것이 바람직하다. 전반적인 식욕이 감소하고 긴 공복 시간을 견딜 수 있게 되면, 이는 체내 지방 연소가 효율적으로 이루어지고 있다는 신호이기도 하다. 이 단계에서는 적은 양의 음식으로도 포만감을 느끼고, 자연스럽게 식사 시간이 단축된다. 간헐적 단식을 시작하기 전, 4~6주 동안 밀가루와 설탕을 제한하는 것을 추천한다.

간헐적 단식의 과학적 효과는 여러 연구를 통해 입증되었다. 미국 보건복지부에 따르면, 수백 건의 동물 연구와 수십 건의 인체 대상 임상시험에서 간헐적 단식이 비만·당뇨병·심혈관 질환·암·신경 장애 등 다양한 질병 개선에 효과가 있는 것으로 나타났다. 이러한 효과는 단순한 칼로리 제한이 아닌 대사 전환에서 비롯한다. 단식 중에는 간에 저장된 포도당 대신 지방에서 생성되는 케톤을 에너지원으로 사용하면서, 우리 몸은 체내 지방을 효과적으로 소모할 수 있게 된다.

간헐적 단식을 시작할 때는 점진적인 접근이 좋다. 처음에는 아침 식사 시간을 조금씩 늦추면서 점심, 저녁은 평소대로 유지한다. 이에 익숙해지면 아침 식사를 더 늦춰 점심과 통합하는 방식으로 발전시킨다. 일정이 자유롭다면 오전 10시에서 오후 2시 사이에 브런치로 첫 식사를 하고, 저녁은 평소보다 약간 일찍 먹는 방식을 시도해볼 수 있다. 시간이 지나면서 자연스럽게 하루 두 끼 식사에 적응하게 되고, 자신에게 가장 적합한 식사 시간을 찾을 수 있다.

간헐적 단식 방법은 매우 다양하다. 많은 전문가가 각자의 방식을 최선이라고 주장하지만, 자신의 몸에 맞는 방식을 찾는 것이 중요하

> ## 건강한 드레싱 직접 만들기
>
>
>
> 유기농이나 비非 유전자변형 식품에 대해 문의하는 경우가 많다. 이러한 요소들이 다이어트에 결정적인 영향을 미치지는 않지만, 현실적인 여건에 맞춰 선택하길 권장한다. 예를 들어, 나는 GMO 대두유나 식물성 기름 대신 가능하면 아보카도유를 사용한다.
>
> 샐러드 드레싱의 경우, 실온 보관 제품보다는 냉장 보관 제품이 보다 양질의 재료를 사용하는 경향이 있다. 직접 만드는 것도 좋은 방법이다. 올리브유를 베이스로 하고 발사믹 식초를 약간 넣은 뒤, 소금과 후추로 간을 하면 간단하면서도 신선한 드레싱이 완성된다. 이렇게 만들면 첨가물 걱정 없이 재료의 품질을 직접 관리할 수 있다는 장점이 있다.

다. 가장 널리 실천되는 방식은 16:8 단식으로, 16시간 단식하고 8시간 동안 식사하는 방법이다. 이 시간 동안 영양가 있는 식사를 2~3회 하는데, 보통 정오경에 첫 식사를 하고 저녁 8시 전에 마지막 식사를 마친다. 저녁 식사를 더 일찍 끝내는 것을 선호하는 사람들도 있는데, 이는 저녁 준비에서 자유로워질 수 있다는 장점이 있다. 처음에는 새로운 식사 패턴에 적응하기가 어려울 수 있지만, 체내 지방 연소 능력이 향상되면 자연스럽게 새로운 식사 루틴에 적응하게 된다. 시간이 지나면서 이른 아침 식사나 늦은 밤 간식에 대한 욕구는 자연스럽게 사라지게 될 것이다.

간헐적 단식을 처음 시작했을 때, 나는 예상과 전혀 다른 경험을 했다. 단식 중에는 기운이 없고 집중력이 떨어질 것이라 생각했지만, 오히려 활력이 넘치고 창의력이 향상되며 정신이 더욱 맑아졌다. 점심 식사 후의 슬럼프도 사라졌고, 아침을 거르더라도 업무 능력에는 전혀 문제가 없었다. 게다가 늦은 밤 식사로 인한 수면 장애도 없어졌다. 나뿐만 아니라 많은 고객이 이와 비슷한 경험을 했다고 했다. 특히 의사들은 참고하기 좋은 사례다. 응급 상황으로 인해 식사 시간이 불규칙한 의사들은 보통 다음 식사를 걱정하며 과식하는 경향이 있다. 하지만 간헐적 단식에 적응한 후에는 점심을 거르더라도 불편함을 느끼지 않았고, 필요한 경우 저녁 식사로 적절히 보충할 수 있다는 것을 알게 되었다.

  그러나 모든 사람에게 간헐적 단식이 효과적인 것은 아니다. 장기간 시도해도 불편함이 해소되지 않기도 한다. 이때는 단식을 강요할 필요가 없다. 간헐적 단식이 오히려 음식에 대한 부정적인 생각을 키우거나 강박적인 식습관을 유발한다면, 다른 방법을 찾는 것이 좋다. '날씬해질 때까지 굶어야지'와 같은 극단적인 생각은 바람직하지 않다.

  간헐적 단식은 유연하게 적용할 수 있다. 매일 할 필요도 없고, 상황에 맞게 조절하면 된다. 예를 들어 교사라면 주중에는 정해진 시간에 점심 식사를 하고, 주말에는 다른 패턴을 시도해볼 수 있다. 내 고객 시마의 경우, 여러 시도 끝에 아침 운동 후의 가벼운 식사가 자신에게 가장 잘 맞는다는 것을 발견했다. "제 몸은 아침에 뭔가 먹고 싶다는 신호를 분명히 보내고 있어요. 그게 제 몸에 좋아요. 운동한 다음 음식을 좀 먹으면 하루 내내 몸도 기분도 좋거든요."

  간헐적 단식에서 자주 간과되는 중요한 부분이 바로 수분 섭취다.

단식의 올바른 동기

간헐적 단식 중에서도 피해야 할 방식이 있는데, 바로 "감정적 단식 emotional fasting"이다. 이는 과식에 대한 보상 심리로 하는 단식을 말한다. '오늘 과식했으니 내일 더 오래 단식하면 된다'거나 '내일 저녁에 실컷 먹기 위해 오늘과 내일 아침은 더 굶어야지'와 같은 생각이 대표적이다. 이는 과식에 대한 죄책감을 해소하기 위해 강박적으로 운동하는 것과 비슷한 왜곡된 사고방식이다.

이는 마치 "오늘 아침에 팬케이크를 여섯 장이나 먹었지만, 헬스장에 다녀왔으니 괜찮아!"라며 과식에 대한 죄책감을 운동으로 상쇄하려는 것과 같은 잘못된 다이어트 사고방식이다. 이러한 보상성 단식은 우리가 진정으로 마주해야 할 질문들을 회피하게 만든다. '왜 이렇게 먹게 되는 걸까?', '왜 이 음식을 이토록 갈망하게 되는 걸까?' 등 식습관의 근본적인 원인을 살펴보지 않게 되는 것이다.

건강한 단식은 과거의 과식을 만회하거나 미래의 과식을 정당화하기 위한 것이 아니어야 한다. 왜 단식을 하려고 하는지 솔직하게 돌아보아야 한다. 만약 불안이나 자책감 같은 부정적인 감정에서 비롯된 것이라면, 이는 바람직한 동기가 아니다. 이런 경우에는 단식을 시작하기에 앞서, 먼저 식습관에 영향을 미치는 감정적인 문제들을 해결하는 것이 중요하다(9장 참고). 이러한 과정을 거친 후에야 간헐적 단식의 도입 여부를 적절히 판단할 수 있다.

많은 사람이 음식에 포함된 수분이나 식사 시 마시는 음료 정도에만 그치는데, 식사 시간이 줄어드는 단식 중에는 자연히 수분 섭취도

감소하게 된다. 특히 탈수 증상은 배고픔과 매우 유사하게 느껴질 수 있어, 단식 중에는 평소보다 더 많은 물을 마시는 것이 중요하다. 단식 중 컨디션이 좋지 않다면 먼저 물을 최소 600밀리리터 정도 마셔보고, 그래도 개선되지 않을 때는 식사를 하는 것이 좋다.

사실 우리 몸은 매일 밤 수면 중에 자연스러운 단식을 하고 있다. 간헐적 단식은 이 시간을 조금 더 늘리는 것으로, 저녁 식사 시간을 앞당기거나 아침·점심을 브런치로 통합하는 방식을 택할 수 있다. 아침에 커피를 즐기는 경우, 설탕을 넣지 않은 헤비크림(36퍼센트 이상의 지방 함량을 가진 크림—편집주) 커피는 단식을 방해하지 않는다. 다만 식사할 때는 다양한 음식을 통해 필요한 영양소를 골고루 섭취하는 것이 중요하다.

6. 사전 계획 수립

식사 계획의 핵심은 끼니마다 무엇을 먹을지 미리 정하는 것이다. 이때는 전전두엽피질을 활용하는 것이 중요한데, 이는 미래를 고려하고 자신에게 가장 이로운 것이 무엇인지 판단하는 뇌 영역이다. 반면 즉흥적인 결정은 생존 본능에 기반한 원시 뇌에서 이루어지며, 이는 종종 과식이나 잘못된 선택으로 이어진다. 따라서 확실한 계획을 세운 뒤에는 순간적인 판단이 아닌 계획을 충실히 따르는 것이 핵심이다.

매일 저녁, 내일의 식사 계획을 세우는 것이 좋다. 여기에는 프로토콜에 포함된 음식뿐만 아니라 친구와의 식사, 외식, 파티, 회사 점심 등 모든 식사 상황을 포함해야 한다. "친구 집이나 식당에서는 어떻게 계획을 세우나요?"라는 질문을 자주 받는다. 이런 경우에는 식당에 미리 연락해서 메뉴를 확인하고, 자신의 식단에 맞는 음식을 제공할 수 있는지 문의하면 된다. 처음에는 어색할 수 있지만, 현재는 대부분의 식당이 온라인으로 메뉴를 공개하므로 사전에 확인하기가 수월하다. 재료나 조리법이 궁금하다면 미리 문의하는 것도 좋다. 음식 알레르기가 있는 사람들이 식사할 때 종종 문의하므로 이는 자연스러운 행동이다.

대부분의 식당은 고객 요구사항을 기꺼이 수용한다. 나는 주로 애피타이저로 단백질을, 다른 메뉴로는 채소를 주문하는데 지금까지 이러한 요청을 거절한 식당은 없었다. 자신에게 필요한 것을 편안하게 요청하되 설탕이 들어간 음식은 피하고, 크루통 crouton(샐러드나 수프에 곁들이는 바삭하게 구운 작은 빵 조각—편집주)은 빼고, 튀김보다는 구운 음식을 선택하는 등 건강한 대안을 찾아보자.

사회생활을 하다 보면 계획에 없는 음식을 권유받거나 예상치 못한 상황에 놓일 때가 있다. 이럴 때는 대부분 "괜찮습니다" 혹은 "배가 안 고파서요"라고 간단히 거절해도 무방하다. 하지만 상황상 거절하기가 어렵다면, 음식을 받은 후 조용히 처리하는 것도 방법이다. 음주도 비슷한 맥락으로 접근할 수 있다. 완전한 금주를 목표로 삼기는 어렵지만, 음주량과 주종은 미리 계획해두는 것이 좋다. 술자리에서 잔을 들고 있어야 하지만 마시고 싶지 않은 경우라면, 칵테일 잔에 라임을 띄운 탄산수를 주문하는 것도 좋은 방법이다. 이렇게 하면 주변 사람은 아마 술이라고 생각할 것이다.

7. 유연한 예외 규정 두기

우리는 로봇이 아닌 사람이기에, 매일 완벽하게 프로토콜을 따르기는 어렵다. 때로는 상황을 고려하여 규칙에 예외를 두는 것이 더 현명할 수 있다. 결혼식에서 웨딩 케이크를 맛보고 싶거나, 이모가 정성껏 만든 프렌치토스트를 먹고 싶거나, 추수감사절 특별 요리를 즐기고 싶은 경우가 그렇다. 흥미롭게도 다이어트 초기에 약간의 성공을 경험한 고객 중 대다수는 오히려 식단에 더 엄격해진다. "케이크는 절대 안 먹을 거예요!"라고 말하는데, 나는 오히려 이들에게 주 1회 정도의 일탈 식사를 권한다. 특히 과식하는 경향이 있는 사람들에게는 적절한 양을 유지하면서 예외를 두는 방법을 배우는 것이 중요하다.

일탈 식사는 사전에 계획한 한 가지 음식을, 1시간 이내에 즐기는 것을 의미한다. 이때도 배고픔 지수 +4를 넘지 않는 선에서 조절해야 한다. 이는 충동적인 원시 뇌의 지배를 받지 않으면서도 특별한 음식을 즐길 수 있게 해주는 균형점이다. 여기서 중요한 것은 예외가 '계획된 적절한 일탈'이라는 점이다. 한 번 먹기로 했다면 그것으로 끝내야 하며, 뷔페의 모든 디저트를 조금씩 맛보는 것은 일탈이 아니라 통제력 상실이다. 이러한 일탈을 통해 우리는 특별한 순간을 즐기면서도 장기적인 건강 목표를 지킬 수 있다는 것을 스스로 증명하게 된다.

'다들 파티에서 즐겁게 먹고 있는데…' 하며 충동적으로 계획을 무너뜨리면, 쉽게 옛 습관으로 돌아갈 수 있다. 라자냐에 티라미수를 먹고, 술이 든 커피와 샴페인까지 마시다 보면, 다음 날 '음식 숙취'와 후회 그리고 다시 찾아오는 당 욕구를 마주하게 된다. 이렇게 되면 음식과 술에 대한 욕구가 다시 불타오르면서 계획 수립과 실천이 더욱 어려워진다. 반면 일탈을 미리 계획해두면 규칙을 깨거나 몰래 간식을 먹을 필요가 없다. 이 또한 계획했던 것이기 때문이다!

꾸준한 예외 연습을 통해 나는 진정으로 가치 있는 예외 음식이 무엇인지 깨달았다. 일탈로 먹을 음식은 정말 맛있다고 느끼는 것이어야 하며, 음식을 자연스럽게 즐기는 것이 핵심이다. 한때는 절대 참을 수 없다고 생각했던 음식들도, 막상 "먹어도 된다"고 계획 안에 넣으니 의외로 쉽게 지나칠 수 있었다. 바로 그 순간, 나는 음식 앞에서 느끼는 자유를 경험했다.

그 결과, 내가 일탈할 때 먹고 싶은 음식은 점점 줄어들었다. 정말 좋아하는 피자집의 피자, 특정 브랜드의 냉동 커스터드 등 많아야 다섯 가지 정도로 정리됐다. 진짜 좋아하는 음식만 남기고, 구체적인 기준을 세우는 일이 훨씬 쉬워진 것이다.

그리고 하나의 원칙도 생겼다. "맛없는 음식은 먹지 않는다. 끝." 나 자신과 내 몸을 위한 가장 단순하고 강력한 신조다.

지방 연소에 몸이 적응하는 기간(보통 밀가루와 설탕을 4~6주간 제한한 후)이 지난 뒤에 일탈 식사를 도입하는 것이 좋다. 이렇게 하면 지방 연소가 더욱 효과적으로 이루어지고, 예외 규칙도 수월하게 지킬 수 있다. 특별한 날에는 여러 가지 계획에 없던 음식을 먹고 싶을 수 있다. 이런 경우를 위해 일탈 식사를 프로토콜에 포함하되, 배고픔 지수 +4를 넘지 않도록 주의한다. 밀가루, 설탕이나 자제하기 어려운 특정 음식(나의 경우는 땅콩버터!)을 일정 기간 제한한 후에는, 통제된 환경에서 다시 시도해보자. 이를 통해 그동안 멀리했던 음식이 현재 자신의 몸과 욕구에 어떤 영향을 미치는지 파악할 수 있다.

일탈 식사를 하면 그 주의 체중 감량은 어려울 수 있다는 점을 인정하자. 하지만 신중히 고려했고 그만한 가치가 있다고 판단했다면, 일탈 식사는 합리적인 선택이다. 일주일에 한 번 정도의 계획된 일탈은 전체적인 다이어트 과정에 크게 영향을 미치지 않는다. 특정 음식을 영원히 금지하거나 지나치게 제한하는 계획은 장기적으로 실패하기 쉽다. 목표 달성 후 '음식 감옥'에 갇힌 듯한 느낌이 들면, 이전 습관으로 돌아가 그동안의 박탈감을 보상하려는 과식으로 이어질 수 있기 때문이다. 따라서 자신만의 프로토콜을 따르되, 적절한 일탈을 포함한 지속 가능한 계획을 세우고 실천하는 것이 평생의 건강한 식습관을 만드는 핵심이다.

이 식사법의 핵심은 단기 다이어트가 아니라, 평생 유지할 수 있는 식습관을 만드는 데 있다. 따라서 처음부터 지속 가능하고 실천 가능한 계획으로 시작하는 것이 중요하다. 체중 감량이 더디거나 계획이 버겁게 느껴질 때는 유연하게 조정하거나 보완하면 된다. 단, 지나치게 엄격한 계획은 오히려 실패를 부를 수 있으니 주의해야 한다.

일부는 정기적인 일탈 없이도 계획을 잘 유지하지만, 그 이유가 중요하다. '과식할까 봐 두려워서'가 아니라, 더 이상 그 음식을 원하지 않기 때문이라면 건강한 선택이 될 수 있다.

모든 결정 앞에서 자문해보자. "이 선택은 사랑에서 비롯된 것인가, 두려움에서 비롯된 것인가?" 사랑에서 출발한 선택은 지지하고, 두려움에서 비롯된 선택이라면 자기 신뢰 회복이 먼저다.

8. 일일 체중 모니터링

체중 문제로 고민하는 사람들은 대개 체중계와 복잡한 관계를 맺고 있다. 의도적으로 체중계를 피하거나, 숫자가 올라갈 때마다 자책하는 경우가 많다. 하지만 체중계는 단지 프로토콜의 효과를 확인하는 객관적인 도구일 뿐이다. 이러한 인식 전환을 위해 매일 체중을 측정하는 것을 권한다. 정해진 시간에 체중을 재고 음식 일기에 기록하되, 소수점 아래 숫자에 집착하지 말고 정수만 적는다. 전날의 특이사항(짠 음식 섭취, 수면 시간 변화 등)도 함께 메모해두면 좋다.

체중 측정 시 옷차림에 너무 신경 쓸 필요는 없다. 두꺼운 겨울 코트나 부츠가 아닌 이상, 옷으로 인한 차이는 생각보다 크지 않다. 특히 소수점을 제외한 숫자만 본다면 더욱 그렇다. 여름철이든 겨울철이든 잠옷 차림의 체중 차이는 미미하다. 많은 사람이 아침에 체중을 재는 것은 단순히 규칙적인 생활 패턴에 맞추기 쉽기 때문이다. 옷을 완전히 벗거나 화장실을 다녀온 직후여야 할 필요도 없다. 이런 조건들이 오히려 체중 측정을 미루는 장애물이 될 수 있다. 중요한 것은 개별 수치의 정확성이 아닌 전체적인 변화의 흐름이다. 의사가 환자의 검사 결과를 볼 때 개별 수치보다 전반적인 경향에 주목하듯, 우리도 그런 관점으로 체중 변화를 바라보아야 한다.

매일의 체중 변화에 지나친 의미를 부여할 필요는 없다. 체중은 수면, 염분 섭취, 생리 주기, 수분 섭취, 전해질, 배변 상태 등 다양한 요인에 따라 자연스럽게 변한다. 따라서 하루의 체중만으로는 프로토콜 실천 여부를 정확히 판단할 수 없다. 매일 체중을 재는 많은 고객이 생리 전에는 1~1.5킬로그램 정도 늘었다가 며칠 후 다시 감소하는 패턴을 발견했다. 이런 변화는 자연스러운 것이다. 반면 주 1회나 월 1회만 측정한다면 이러한 패턴을 놓치고, 열심히 노력했음에도 효과가 없다고 실망할 수 있다.

매일 체중을 재면 체중계 숫자를 대하는 자신의 태도도 돌아보고 개선할 수 있다. 또한 식단 변화에 따른 몸의 반응, 생리 주기나 수면, 염분 섭취 등이 체중에 어떤 영향을 미치는지 자연스럽게 알게 된다. 의사가 환자의 검사 결과를 장기적인 관점에서 분석하듯, 우리도 체중 변화의 전체적인 흐름을 보아야 한다.

이제는 체중계를 대하는 마음가짐을 바꿀 때다. 체중계 숫자로 자신의 가치를 판단하거나, 그날의 기분을 좌우하거나, 자신을 평가하는 기준으로 삼고 있다면 이러한 습관을 고쳐야 한다. 부정적 감정을 피하고자 체중계를 의도적으로 피해왔다면, 체중계와의 관계를 개선하기 위해 다음과 같은 연습을 추천한다. 체중과 체중계에 대한 부정적 인식이 클수록 이 연습을 자주 반복하면 도움이 된다. 체중계에 올라가기 전에 먼저 이렇게 묻는다.

- 지금 내 감정 상태는 어떠한가?
- 오늘 내 몸에 대해 어떤 느낌이 드는가?

체중계에 올라간 다음에는 이렇게 질문하자.

1. 오늘의 체중은 얼마인가?
2. 이 숫자를 보고 어떤 생각이 들며, 그 생각은 어떤 감정을 일으키는가?
3. 이 숫자가 나와 내 몸에 대해 무엇을 의미한다고 생각하는가?

4. 이러한 생각을 제외하면, 이 숫자는 어떤 객관적 사실을 보여주는가?

5. 체중과 관계없이 오늘 나는 어떤 감정을 느끼고 싶은가?

6. 다음 측정 때는 어떤 마음으로 체중계에 올라서고 싶은가?

한 가지 중요한 사실을 기억하자. 체중계는 단순한 전자기기일 뿐 미움의 대상이 아니며, 우리를 판단하지도 않는다. 체중계는 그저 특정 시점의 중력을 측정하는 도구일 뿐이다. 이런 관점으로 바라보면 체중계로부터 유용한 정보를 얻을 수 있다. 때로는 부정적 생각이나 두려운 마음 때문에 체중계에서 서둘러 내려오지만 체중계와 체중에 대한 자신의 생각을 차분히 들여다보는 것이 스스로에 대한 부정적 판단에서 벗어나는 첫걸음이다.

BMI를 활용한 현실적인 체중 목표 세우기

측정 가능한 목표를 세우는 것이 효과적인 체중 관리의 출발점이다. 막연히 "살을 빼고 싶다"고 생각하기보다는, 구체적인 목표 체중을 정하는 것이 훨씬 유리하다.

체질량지수Body Mass Index, BMI는 완벽한 체지방 측정 도구는 아니지만, 대부분의 사람에게 실용적인 기준점이 된다. 물론 근육량이 많은 경우엔 왜곡이 있을 수 있으나, 일반적으로는 체중(kg)을 키의 제곱(m^2)으로 나눈 값으로 대략적인 체지방 수준을 판단할 수 있다. 현재로서는 가장 널리 쓰이는 객관적인 기준이다.

건강한 체중 관리를 위해서는 자신의 키에 맞는 BMI 정상 범위의

프로토콜 예시

실천할 수 있는 프로토콜은 다음과 같다. 개인 상황과 조건에 따라 조정할 수 있고, 실천 과정에서 필요한 부분을 변경할 수 있다.

- 밀가루와 설탕의 섭취는 제한한다.
- 체중은 매일 아침 같은 시간에 측정하고 기록한다.
- 다음 날의 식사 계획은 취침 전에 미리 세워둔다.
- 계획된 자유식은 일주일에 한 번 허용하며, 24시간 전에 미리 계획한다.
- 특별한 날의 예외 식사는 24시간 전에 미리 계획한다.
- 하루 세 끼를 규칙적으로 먹고, 간식은 피한다.
- 일주일에 두 번 간헐적 단식을 하되, 그 사이에 하루는 쉰다(아침을 건너뛰고 점심과 저녁만 먹는다).
- 와인은 일주일에 한 잔만 마시되, 쉬는 날에 마신다.
- 포만감 지수가 4를 넘지 않을 때까지만 먹는다.

'중간값'을 목표로 삼는 것이 이상적이다. 이 수치를 권장하는 이유는, 체중 감량이라는 결과뿐 아니라 그 과정에서 신체 전반의 건강 개선이 함께 이뤄지기 때문이다. 이 식사법은 단순히 마른 몸을 추구하거나, 체중을 줄이는 것만으로 가치를 높이려는 접근이 아니다. 감정적 섭취를 유지하면서도 일시적인 감량은 가능하지만, 요요 현상을 피할 수는 없다. 지속 가능한 체중 관리를 위해서는 감정적 섭취 습관부터 개선해야 하며, 그렇게 되면 자연스럽게 BMI 정상 범위의 중간값에 가까워진다.

목표 BMI에 도달한 후의 계획은 이후에 다시 세워도 괜찮다. 처음에는 자신의 체형이 만족스럽지 않게 느껴질 수도 있지만, 이미 건강한 방식으로 체중을 관리하는 능력을 갖춘 상태이므로, 더 나은 목표를 향해 안정적으로 나아갈 수 있다. 감정을 음식으로 해결하지 않고 건강한 방식으로 대처하는 법을 익혔기 때문이다.

BMI 차트를 활용하면 자신의 키에 따른 적정 체중 범위를 확인할 수 있다(한국의 경우 질병관리청의 비만 진단 기준을 참고하면 된다—옮긴이).

적정 BMI 범위가 다소 넓게 느껴질 수 있지만, 다음 원칙을 기억하자.

1. 목표 체중은 자유롭게 조정 가능하다. 너무 부담된다면 작은 목표부터 시작해도 좋다. 핵심은 감정적 섭취를 줄이며 지속 가능한 체중 관리 습관을 만드는 것이다.
2. 목표는 단계적으로 설정하라. 처음엔 10킬로그램 감량을 목표로 시작한 뒤, 달성 이후 15~20킬로그램까지 늘리는 식으로 조정할 수 있다.
3. 도전적인 목표는 성취감을 높인다. 기존의 한계를 넘어서면 자신의 잠재력을 새롭게 확인하게 된다.

― 6장 ―

다이어트 성과를 확인하는 과학적인 방법

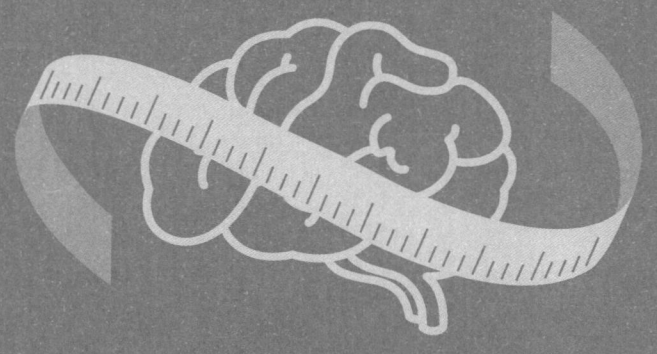

과학적 접근이란 감정이나 직감이 아닌, 객관적인 사실을 기반으로 해야 하며, 이를 바탕으로 논리적인 판단과 결정이 도출되어야 한다.

    가설을 세우고 데이터를 수집한 뒤, 그 결과를 분석해 그 타당성과 실효성을 검증하는 과정이 필수적이다. 많은 사람이 다이어트 계획을 세우고 실행에 옮기지만, 실천 과정에서 불필요한 의심이 생기거나 갑작스러운 변화를 시도하면서 계획을 흔들리는 경우가 많다. 충분한 이해 없이 조급하게 계획을 중단하고, 효과가 없다고 단정 짓는 일이 반복된다. 혹은 계획을 따르다가 예상치 못한 결과에 부딪히고, 대처 방법을 몰라 포기해버리는 경우도 있다.

    이런 방식은 다이어트 과정을 복잡하고 혼란스럽게 만든다. 반면, 과학적인 방법을 적용하면 현재의 식사법이나 프로토콜이 실제로 효과적인지, 아니면 수정이 필요한지를 객관적으로 판단할 수 있다. 결과에 따라 더 나은 방향으로 개선해나가는 것이 가능해진다.

1단계: 실험 정의하기

구체적인 목표를 설정한다. 기간과 감량할 체중, 방법을 명확히 한다. 최종 목표가 부담스럽다면 단계적 목표 설정도 가능하다. 예를 들어 두 달간 5킬로그램 감량이나 1년간 20킬로그램 감량 등으로 정할 수 있다.

2단계: 스스로에게 질문하기

- 목표 달성의 이유
- 필요한 행동과 실천 의지
- 목표의 현실성
- 최선을 다하고 있는지 여부
- 장애물과 해결 방안

3단계: 계획 수립하기

프로토콜은 효과적인 체중 감량을 위한 가설이다. 현재의 지식을 바탕으로 자신에게 맞는 계획을 세우고 식단을 구성한다. 다음 사항을 고려한다.

◆ 성공을 위한 준비
- 사전 계획 수립
- 일기 작성으로 장애물과 해결책 파악
- 감정 조절 연습

◆ 어려움 극복 방안
- 다이어트 동기 재확인
- 주변에 도움 요청

- 자기성찰 시간 확보

◆ **계획 이탈 시 대처법**
  - 원인 분석과 필요한 변화 검토
  - 실천 용이한 계획으로 조정
  - 일기를 통해 영향력 파악

◆ **충동 관리 방법**
  - 계획된 예외 식사 허용
  - 충동의 일시성 인식
  - 감정 처리 연습
  - 일기를 통한 욕구 원인 파악

4단계: 계획 시험하기

3주 동안은 계획을 철저히 지키며, 중간에 계획을 수정하거나 벗어나서는 안 된다.

5단계: 진행 상황을 평가하고 결론 도출하기

목표 달성이 제대로 진행되고 있는지 점검한다. 진전이 없다면 그 원인을 파악해야 한다. 3단계로 돌아가 계획을 재검토하고 필요한 부분을 수정한다(구체적인 수정 사항은 후반부에서 다룬다). 수정된 계획도 3주간 철저히 실천한 후 효과를 평가한다. 어떤 부분이 효과적이었는지, 더 개선할 수 있는지 분석한다. 목표 달성까지 이 과정을 필요한 만큼 반복한다.

기록이 곧 성공:
체중 감량의 가장 강력한 도구

　음식과 체중을 일기에 기록하면 개인 데이터를 축적할 수 있다. 이를 통해 프로토콜 실천 정도와 그 결과를 매일 점검할 수 있어, 일기는 매우 유용한 분석 도구가 된다. 과거 다이어트 실패나 요요 현상을 겪었다면, 정확한 기록 없이는 원인을 파악하기 어렵다. 단순한 정체기로 여겼던 상황도, 일기를 통해 습관이나 반복되는 패턴을 발견할 수 있다.

　데이터 수집과 음식 일기 활용법을 살펴보자. 진행 상황은 매일 체중 측정과 음식 기록이라는 두 가지 간단한 방법으로 파악할 수 있다. 이것이 습관화되면 식사 전후의 배고픔 지수도 함께 기록한다. 음식은 섭취 직후에 반드시 기록해야 하며, 기억에 의존해 취침 전에 한꺼번에 기록하는 것은 피한다. 휴대가 편리한 수첩이나 스마트폰 앱 등 자신의 생활 패턴에 맞는 도구를 선택하면 된다.

　이런 기록 습관이 다이어트 성공의 핵심임에도 많은 사람이 그 중요성을 놓치고 있다. 매일의 식사 기록은 긍정적인 변화와 자기관리의 증거가 된다. 음식 일기는 건강한 에너지 섭취를 통해 자신을 사랑하고 존중하는 방식을 보여주는 자신을 향한 러브레터라고 할 수 있다. 음식 일기를 쓸 때는 다음 두 가지 규칙만 지키면 된다.

1. 섭취한 모든 음식을 있는 그대로 기록한다.
2. 열량, 영양소, 무게 등 정확한 계량은 하지 않는다. '아이스크림 한 컵' 또는 '햄버거 반 개'와 같은 일상적인 표현으로 충분하다.

첫 번째 규칙이 중요한 이유는 많은 사람들이 실제 섭취한 음식을 과소평가하기 때문이다. 초콜릿 한 줌, 와인 한 잔, "설탕이 적다"는 차 한 잔까지도 빠짐없이 기록해야 한다. 그래야 식사 외에 얼마나 많은 것을 먹고 마시는지 알 수 있다. 음식 일기는 체중 감량은 물론, 건강 관리의 핵심 자료가 된다. 성공했다면 무엇이 효과적이었는지, 실패했다면 어디를 고쳐야 할지 기록을 통해 확인할 수 있다. 기록이 없다면 기억에만 의존할 수밖에 없다.

두 번째 규칙의 핵심은 불필요한 수치 계산을 하지 않는 것이다. 권장 섭취량, 열량, 영양소 계산은 오히려 혼란만 야기한다. 식사 시기와 양은 배고픔 지수만으로도 충분히 판단할 수 있다. 결국 음식 선택에서 가장 중요한 것은 프로토콜을 잘 따르는 것이다.

열량 계산 앱을 쓰지 말아야 하는 이유

스마트폰의 음식 추적이나 열량 계산 앱은 지금 바로 삭제하자. 고객들에게 음식 일기를 종이에 쓰거나 열량 계산 기능이 없는 앱을 사용하라고 하는 이유가 있다. 열량이나 영양소를 계산하지 않도록 하기 위해서다. 이런 계산 앱들은 사용자가 섭취량을 입력하면 자동으로 열량을 계산해주는 기능을 탑재하고 있다. 문제는 이런 방식이 우리 몸이 보내는 신호를 무시하게 만들고, 대신 수치에만 의존하게 한다는 점이다.

미리 세운 식단이 성공을 만든다: 하루 전에 계획하기

하루 전에 식단을 계획하면 상황이 훨씬 단순해진다. 이는 음식 일기를 미리 작성하는 것과 같다. 예를 들어 화요일 저녁에 수요일 식단을 미리 기록해두면, 수요일에는 계획대로 실천하고 변동 사항만 수정하면 된다. 이렇게 하면 그때그때 무엇을 먹을지 고민하거나 배고픈 상태에서 불확실한 선택을 하지 않아도 된다.

계획과 다르게 먹는 경우가 생길 수 있지만, 우리의 목표는 완벽한 실천이 아닌 지속적인 개선이다. 계획에 없던 음식을 먹었다면 기록해두고, 나중에 그 원인을 분석하면 된다. 처음부터 식단에 포함했어야 했는지, 혹은 감정적 섭취였는지 파악할 수 있다. 주간 저녁 식사를 미리 계획하고 장을 보는 것이 좋지만, 매일 저녁 다음 날 계획을 점검하는 것이 중요하다. 빠뜨린 재료가 있거나, 냉장고 식재료 상태를 확인해야 할 수 있고, 예상치 못한 상황이 발생할 수도 있다. 취침 전 계획을 확인하고 조정하면 이튿날 더 수월하게 실천할 수 있다.

"내일 친구와 멕시칸 식당에 가기로 했는데 메뉴를 잘 모르겠다" 같은 불확실한 상황이 있을 수 있다. 하지만 걱정할 필요 없다. 구체적인 메뉴를 모르더라도 큰 방향은 미리 정할 수 있다. 단백질·지방·채소 위주로 먹겠다는 원칙을 세워두고, 실제 메뉴를 보며 선택하면 된다. 프로토콜에 맞는 메뉴를 찾기 어렵다면 대안을 찾아보자. 구운 채소 같은 사이드 메뉴나 에피타이저만 선택할 수도 있다. 직원에게 재료와 조리법을 물어보고 변경을 요청해도 된다.

기록하는 순간 변화가 시작된다

음식 일기를 어떻게 써야 할지 고민된다면 두 가지만 기록하자. 첫째, 먹을 계획인 음식. 둘째, 실제로 먹은 음식.

예를 들어 화요일 저녁에 다음 날 점심으로 "크루통 뺀 치킨 시저 샐러드"를 계획하고 실제로 그대로 먹었다면 수정할 필요가 없다. 하지만 샐러드가 입맛에 맞지 않아 식당의 수프로 바꿨다면 계획을 지우고 실제 먹은 것을 기록하면 된다. 시간이 지나면서 특정 음식을 피하려는 경향이 생길 수 있다. 이는 실제로 좋아하지 않는 음식을 건강에 좋다는 이유로 억지로 선택하고 있다는 신호일 수 있다. 이런 경우에는 해당 음식을 과감히 제외하고 다른 대안을 찾아보는 것이 좋다.

음식 일기를 시작할 때는 모든 것을 기록하는 것이 번거롭게 느껴질 수 있다. 하지만 꾸준히 기록하면 다음과 같은 장점을 누릴 수 있다.

첫째, 무의식적 섭취를 발견하게 된다. 일기를 쓰는 고객들은 하루 동안 '먹고도 잊은' 음식이 놀라울 정도로 많다는 것을 깨닫는다. 이런 인식은 자연스럽게 무심코 먹는 습관을 줄이고 불필요한 음식에 대한 충동을 억제하는 데 도움이 된다. 모든 섭취를 기록해야 한다는 사실이 더 신중한 선택으로 이어지기 때문이다.

둘째, 계획성이 높아진다. 다음 날 식사를 미리 계획하는 습관은 자기관리 능력을 키워준다. 건강한 식단 계획을 '디럭스 치즈버거와 감자튀김'으로 바꿔 적어야 한다고 생각하면, 충동적으로 패스트푸드점에 들르는 일이 줄어든다.

셋째, 장기적 관점을 갖게 된다. 음식 일기를 쓰면 미래의 내 모습을 떠올릴 수밖에 없다. 2주 후, 내가 계획을 잘 지킬 수 있을지 고민하게 된다. 감량이 더디다면 먼저 "계획을 정확히 지켰을 때는 효과가 있었나?" 자문해보자. 음식 일기를 보면 대부분 계획된 예외를 넘어 '이 정도는 괜찮겠지' 하며 먹은 경우가 많다. 반면 프로토콜을 제대로 지켰을 때는 체중이 안정적으로 줄었다는 사실이 확인된다. 자연스럽게 이런 말이 나온다. "봐! 프로토콜만 지키면 잘 되잖아!"

음식 일기는 프로토콜을 얼마나 잘 실천하고 있는지, 수정이 필요한지를 판단하는 데 중요한 역할을 한다. 계획에서 자주 벗어난다면 의지력을 강화할 필요도 있지만, 애초에 프로토콜이 현실적이지 않을 가능성도 있다. 습관 개선에는 노력이 필요하지만, 식사 계획이 집안일처럼 귀찮거나 형벌처럼 느껴져서는 안 된다.

계속 계획을 어긴다면 그 원인과 감정을 들여다보자. 예를 들어 좋아하는 음식을 포함했는데도 퇴근길에 패스트푸드를 먹는다면, 피로와 요리 부담이 원인일 수 있다. 이럴 땐 전날 미리 준비하거나 테이크아웃이 가능한 식당을 찾아보는 대안이 필요하다.

지속 불가능한 계획은 아무리 좋아도 소용없다. "이 프로토콜을 앞으로도 평생 따를 수 있나요? 10점 만점에 몇 점인가요?"라는 질문에 "3점"이라면 계획을 조정해야 한다. 이상적인 점수는 8점 이상이다. 낮다면 어느 부분을 수정해야 할지 검토해보자. 감량 속도가 느리더라도 실천 가능한 계획으로 바꾸는 편이 낫다. 무리한 계획으로 아예 실패하거나, 잠시 성공했다가 요요를 겪는 것보다 훨씬 효과적이다. 중요한 것은 매일 꾸준히 실천할 수 있는 방법을 찾는 것이다.

다이어트는 장기투자와 같다

좋은 프로토콜을 충실히 따르더라도 체중 감량이 일정한 속도로 진행되지 않을 수 있다. 정체기가 있거나 오히려 체중이 증가할 수도 있는데, 이는 흔히 발생하는 현상이다. 어떤 사람들은 열흘간 계획을 잘 지켰는데도 변화가 없다가 이틀 만에 갑자기 2킬로그램이 쑥 빠지기도 한다. 마치 몸이 일정 기간 체중을 붙잡고 있다가 마침내 놓아주기로 결정한 것처럼 말이다.

인체는 매우 복잡한 시스템이라 이러한 현상의 정확한 원인을 설명하기는 어렵다. 다만 한 가지 확실한 것은 이런 불규칙한 패턴이 정상이라는 점이다. 따라서 이러한 상황이 발생했을 때 어떻게 받아들이고 대처할지, 그에 대한 마음가짐이 중요하다.

체중계에 변화가 없다고 너무 일찍 포기하거나 자책하지 말자. 곧바로 진전이 보이지 않으면 '이건 안 되겠어!'라며 많은 사람이 프로토콜을 포기한다. 유전자나 느린 대사율을 탓하며 다이어트가 불가능하다고 단정 짓기도 한다. 하지만 실제로는 노력의 결과가 조금 늦게 나타날 뿐이다.

오늘의 체중은 지난 1~2주간의 식사 패턴을 반영한다. 이는 단기간의 승부가 아닌 장기 투자와 같다. 당장 보상은 없더라도 꾸준한 노력은 반드시 결실을 맺는다. 음식과 체중 일기를 지속해서 기록하면 자신의 신체 반응을 더 잘 이해할 수 있다. 감정이 아닌 사실과 데이터를 기반으로 패턴을 파악하고 향후 계획을 세울 수 있다.

다이어트 정체기 극복:
실천 가능한 11가지 방법

체중이 줄지 않거나 오히려 증가한다면, 다음을 확인해보자.

- 간식을 완전히 끊었는가?
- 섭취한 모든 것을 빠짐 없이 기록했는가?
- 하루 전에 식단을 미리 계획했는가?
- 계획한 식단을 100퍼센트 지켰는가?
- 매 식사에서 배고픔 지수 +4 이전에 식사를 마쳤는가?

위 점검 사항 중 하나라도 '아니오'가 있다면 아직 정체기가 아니다. 하지만 3주 이상 모든 사항을 철저히 지켰는데도 체중에 변화가 없다면 정체기로 판단하고 변화를 시도해야 한다. 과학 실험처럼 한 번에 한 가지 변수만 조정하자. 그래야 어떤 변화가 효과적인지 정확히 알 수 있다. 2주간 한 가지 요소만 바꾸고 결과를 지켜보자. 다음과 같은 열한 가지 변화를 시도할 수 있다.

1. 배고픔 지수 재점검: +4에서 식사를 마치는지, 혹시 +5까지 먹지는 않는지 확인
2. 저전분 채소 섭취 늘리기
    - 권장: 시금치, 브로콜리, 샐러드 채소, 방울양배추, 비트, 풋강낭콩
    - 제한: 감자, 완두콩, 호박, 옥수수, 고구마, 참마
3. 건강한 지방 섭취: 채소에 고지방 드레싱 활용

4. 고칼로리 간식 제한: 치즈, 다크 초콜릿, 견과류, 땅콩버터 등

5. 알코올 섭취 제한

6. 예외 식사 횟수와 양 줄이기

7. 음료 선택 개선: 크림 커피나 차 대신 물 섭취 늘리기

8. 과일 섭취 조절: 딸기류 등 저당 과일 선택

9. 격렬한 운동 대신 적절한 신체 활동으로 전환(운동해도 살이 빠지지 않는 이유는 7장에서 더 자세히 살펴보겠다).

10. 수면 시간 확보

11. 단식 시간대 조정: 아침/저녁 중 효과적인 시간대 찾기

"단식 시간을 늘려야겠다"는 생각은 피해야 한다. 장시간 단식은 바람직하지 않은데, 이는 다이어트 강박을 유발할 수 있기 때문이다. 다이어트 강박은 신체 신호를 무시하고 체중 감량 수치에만 집착하는 목표 지향적 사고다. 많은 사람이 날씬해지면 인생이 달라질 것이라 기대한다. 이성적으로는 체중 감량이 삶을 크게 바꾸지 않는다는 것을 알면서도, 무의식적으로는 목표 체중에 도달하면 더 호감을 주고 가치 있는 사람이 될 것이라 믿는다.

빠른 체중 감량에 조급해지거나 압박을 느낀다면, 이는 다이어트 강박의 신호다. 체중계 숫자에 집착하거나, 음식을 과도하게 제한하거나, 무리한 단식과 운동에 몰두하는 건 모두 경계해야 할 행동이다. 누구나 이런 상태에 빠질 수 있다. 중요한 건 이를 자각하고, 그 감정과 행동을 유발하는 생각과 믿음을 파악하는 것이다.

사실 체중 감량 후 달라지는 건 몸무게 숫자뿐이다. 자신을 가치 있게 바라보는 일은 체중과 무관하게 지금부터 가능하다. 마른 체형

이어도 자기 비하로 고통받는 사람이 많다. 체형이 바뀐다고 원하는 감정이나 생각이 자동으로 생기지 않는다.

지속 가능한 체중 관리의 핵심은 조건 없는 자기 사랑이다. 자기 혐오는 오히려 역효과를 낸다. 자신을 비난하면 부정적 내면 대화가 이어지고, 이는 과식으로 이어져 체중 증가로 돌아온다. 자신을 있는 그대로 받아들이면서 더 건강하게 살고 싶다는 긍정적 동기가 중요하다. 이런 접근이야말로 가장 효과적이고 지속 가능한 방법이다.

과학적 데이터를 수집하면 음식에 대한 감정적 판단을 줄이고, 계획을 체계적으로 개선할 수 있다. 한 번에 한 가지씩 요소를 조정하고 결과를 관찰하면 자신에게 맞는 식단을 파악할 수 있고, 감량한 체중을 오래 유지하는 방법도 찾을 수 있다.

당분이 적은 과일 선택하기

처음부터 과일을 제한할 필요는 없지만, 목표한 결과가 나오지 않거나 프로토콜 개선이 필요하다면 당분이 많은 과일부터 조절하자. 바나나, 포도, 수박 대신 딸기, 멜론, 복숭아와 같이 당도가 낮은 과일을 선택하는 것이 좋다. 예를 들어 사과 한 개의 당분은 라즈베리 다섯 컵의 당분과 같다. 따라서 당분이 높은 과일은 줄이거나 당도가 낮은 과일로 대체하는 게 더 효과적이다.

7장

살이 안 빠지는 가장 흔한 이유

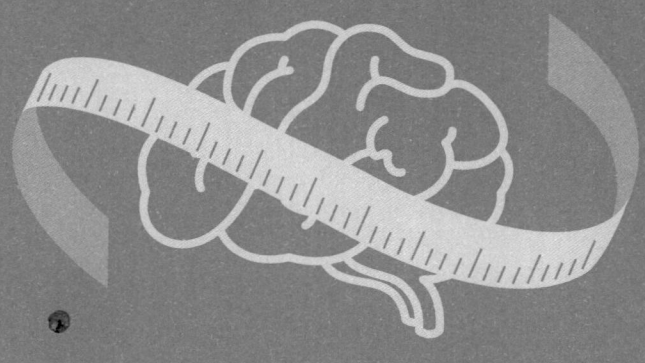

다이어트가 쉬웠다면 누구나 본능적으로 방법을 알았을 테고, 그렇게 많은 사람이 오랫동안 고민하지도 않았을 것이다. 하지만 우리 주변에는 다이어트를 방해하는 요소가 너무 많아 우리는 평생 살과 씨름해야 할 것 같다.

내가 만난 많은 고객은 "이런 문제는 혼자 해결할 수 있어야 하는데, 계속 체중 문제로 고생하는 걸 보면 내게 분명 심각한 문제가 있어"라고 생각한다. 특히 의사들은 자신의 건강 문제인데도 답을 모른다는 사실을 인정하기 어려워한다. 그러니 일반인이 방법을 모르겠다고 느끼는 건 당연해 보인다. 하지만 당신은 해낼 수 있다! 완벽한 확신이나 자신감이 생길 때까지 기다리지는 말라. 평생 유지할 수 있다는 확신을 가지고 다이어트를 시작하는 사람은 없다. 그런 사례를 아직 본 적이 없기 때문이다.

누구나 다이어트 과정에서 장애물을 만난다. 우리가 할 수 있는 최선은 그 장애물에 미리 대비하는 것이다. 이제 우리의 성공적인 다이어트를 가로막는 문제들과 그것을 극복하는 방법을 알아보자.

끝까지 가는 힘은 동기에서 나온다

목표는 '노력해보겠다'는 마음으로는 도달할 수 없다. 전념해야 한다. 전념이란, 결과가 나올 때까지 밀고 가는 집요함이다. 그 과정이 버겁지 않으려면, 그 목표가 진짜 나의 것이어야 한다. 흔들리지 않는 사람만이, 실패 없는 선택을 만든다.

일, 운동, 취미 활동에 몰입해본 사람이라면 초보자에서 전문가가 되기까지 얼마나 많은 노력이 필요한지 알고 있을 것이다. 바이올린을 하루 만진다고 연주자가 될 수 없듯, 꾸준한 연습과 실수의 수용, 약점 보완이 필요하다. 목표 달성을 위해선 하나 이상의 '의미 있는 이유'가 반드시 필요하다. 그래야 어려움 속에서도 지속할 수 있다.

당신이 체중을 감량하고 그 상태를 유지하려는 이유는 무엇인가? 그 이유는 왜 중요한가? 이미 이 책을 읽으며 소중한 시간과 집중을 투자한 당신, 그 시작은 충분히 의미 있다. 하지만 목표에 전념하지 않는다면 이런 노력도 지속되지 않을 위험이 있다.

예를 들어 20킬로그램 감량을 목표로 한다면, 초반에는 꽉 끼는 옷이 불편해 더 큰 치수를 사고 싶지 않은 마음이 동기가 될 수 있다. 그러나 어느 정도 체중이 줄고 몸이 편해지면, 남은 감량은 어떤 동기로 지속할 것인가?

더 이상 체중이 절박한 문제가 아니라고 느낄 때, 과정을 유지하는 힘은 약해질 수 있다. 따라서 이상적인 체중에 도달하고 유지하고 싶은 이유를 구체적으로 정리해보자. 이유는 많을수록 좋다. 지금의 체중이 당신의 일상에 어떤 불편을 주는지, 반대로 체중이 줄면 어떤 변화가 가능할지 떠올려보자. 그 모든 것이 다이어트를 지속하게 하는 원동력이 될 수 있다.

- 내 몸이 최상의 컨디션을 유지하기 위해
- 비행기에서 편안하게 앉기 위해
- 아이들과 더 활발하게 놀아주기 위해
- 좋아하는 운동을 다시 시작하기 위해
- 신체적 통증을 줄이기 위해
- 숙면을 위해
- 오래 서 있어도 피곤하지 않기 위해

다만 주의할 점이 있다. '다른 사람의 시선'이나 '더 많은 사랑을 받을 수 있다'는 식의 통제 불가능한 이유는 피하는 것이 좋다. 또한 '체중만 줄이면 모든 게 해결된다'는 생각도 경계해야 한다. 현실적인 목표를 세울 때 결과에 더 만족할 수 있다.

마인드셋:
"안 될 거야"에서 "어떻게 할까?"로

다이어트를 시작했는데 빠르게 변화가 보이지 않으면 많은 사람이 부정적인 생각에 빠진다. "이건 나한테 안 통하는 방법이야." "나는 살 못 빼는 체질인가 봐." "친구는 잘만 빠지던데, 나는 왜 이럴까?" 이런 생각이 들면, 일단 모두 종이에 적어보자. 음식에 대해 기록하듯, 생각도 기록하고 살펴보는 것이다. 그 생각이 어떤 감정과 행동으로 이어졌는지를 분명히 해보자.

예를 들어 "이건 효과 없어"라는 생각은 절망으로 이어지고, 절망은 무계획한 식사나 과음을 부른다. 그로 인해 체중이 늘면 "역시 안 돼"라는 생각은 더 강해지고, 악순환은 계속된다. 하지만 이 생각들은 진실이 아니다. 단지 지금 상황을 해석하는 한 가지 방식일 뿐이다.

당신이 원하는 결과를 만들고 싶다면, 생각을 바꾸는 연습부터 시작하라. 예를 들어 "이건 효과 없어" 대신 "나는 원하는 결과가 나올 때까지 계속할 거야"라고 말해보자. "유전자 탓"이라는 말도 "과거는 그랬지만, 나는 지금 바꿔가고 있다"는 생각으로 바꿔볼 수 있다. 생각이 바뀌면 감정이 달라지고, 감정은 행동을 바꾼다. 배고픔 지수 체크하기, 하루 전 식사 계획 세우기, 아침 일기 쓰기 같은 실천 항목을 정해보자. 그리고 이런 행동을 꾸준히 하기 위해 필요한 감정은 무엇인지, 그 감정을 만들어주는 생각은 무엇인지 찾아보자.

부정적인 생각이 올라올 때마다 새롭게 선택한 생각으로 바꿔보자. 이때 어떤 감정이 드는지, 행동이 어떻게 달라지는지 관찰해보면 좋다. 이 연습을 반복할수록 낡은 사고는 약해지고, 건설적인 사고방식이 자리 잡게 된다. 영원히 반복할 필요는 없다. 뇌는 점점 스스로 새로운 사고를 만들어내기 시작한다. 이것이 바로 신경가소성의 힘이며, 우리 뇌가 변화할 수 있다는 사실은 놀라운 선물이다.

부정적인 생각은 때로 스스로 실현되는 예언이 된다. 실패를 무의식적으로 정당화하고, "그래, 역시 난 안 돼"라는 결론으로 돌아오게 만든다. 하지만 진실은 다르다. 체중 감량과 유지는 충분히 이룰 수 있는 목표다. 그 사실을 받아들이고, 과정에 전념할 때 변화는 시작

된다.

자신감이 부족해도 괜찮다. 그것이 문제는 아니다. 내 멘토인 전략적 코치 댄 설리번은 '4C 공식'을 강조한다. 전념Commitment → 용기Courage → 역량Capability → 확신Confidence. 이 순서를 따라야 진짜 확신이 생긴다. 확신은 언제나 마지막에 오는 결과다.

목표를 세웠다면, 왜 그것을 이루고 싶은지, 실패했을 때 어떤 결과가 따라오는지부터 분명히 하자. 그때 비로소 진짜 전념이 시작된다. 그리고 전념은 용기를 낳는다. 용기를 낸다는 건 불안하고 고통스러울 수 있지만, 그 과정을 통과해야 진짜 역량이 생긴다. 문제를 해결하는 경험이 쌓이면, 마침내 우리는 스스로에 대한 확신을 갖게 된다. 그러니 지금 확신이 부족하다고 걱정하지 마라. 그건 아주 자연스러운 시작일 뿐이다.

운동, 감량 수단이 아닌 건강한 삶의 방식

지금부터 당신이 평생 들어온 조언과는 다른 이야기를 하려 한다. 나는 '체중 감량'을 위해 운동하라고 권하지 않는다. 만약 그동안 그렇게 해왔다면, 이제 그 생각에서 잠시 벗어나자.

과거에는 살을 빼려면 운동이 필수라고 여겼다. 하지만 최근 연구들은 운동이 전반적으로 건강에는 이롭지만, 체중 감량에는 그다지 효과적이지 않다는 사실을 보여준다. 운동은 심장과 뇌를 포함한 신체 기관의 건강을 크게 향상시키지만, 체중 감량만을 목적으로 하면 오히려 역효과가 날 수 있다. 운동이 식욕을 증가시켜 체중이 늘어날 수 있기 때문이다. 다만 운동은 이미 달성한 목표 체중을 안정적으로 유지하는 데 효과적인 도구다.

더 큰 문제는 우리의 무의식이다. 겉으로는 부정하면서도 속으로는 '운동했으니 더 먹어도 된다' 또는 '많이 먹어도 운동으로 상쇄할 수 있다'고 아무렇지 않게 믿는 것이다. 이는 감정적 섭식 문제를 해결하기보다 운동으로 보상받으려는 시도에 불과하다. 이런 생각을 하는 게 전혀 이상하지 않다. 열심히 달리고, 자전거를 타고, 근력 운동을 해도 체중 변화를 보지 못해 좌절한 사람이 한둘이던가? 열심히 운동했으니 당연히 결과가 있어야 한다고 생각하지만, 그렇지 않을 때 우리는 실망하고 화가 난다.

이미 규칙적으로 운동하고 있다면 계속하라. 넘치는 에너지, 숙면, 활기찬 사회생활을 누릴 수 있는 운동의 즐거움을 아는 당신에게서 그것을 빼앗고 싶지 않다.

하지만 만약 체중 감량을 위해서만 운동하고 있다면, 잠시 멈추기를 권한다. 생각이 감정을 만들고 감정이 행동을 만든다는 점을 기억하자. 당신의 운동이 다이어트 강박에서 비롯된 것은 아닌지 살펴보라. 다이어트와 운동을 분리해서 생각한 뒤, 운동을 새로운 관점으로 일상에 통합하자. 운동과 다이어트의 관계를 재정립하려는 의도다. 걷기나 발레, 필라테스, 가벼운 근력 운동, 요가처럼 부드러운 움직임을 시도해보자. 이런 운동은 신체 신호에 귀 기울이는 능력을 키우고 자신의 몸과 더 깊이 연결되는 데 도움이 된다.

평소 운동을 잘 하지 않는다면, 먼저 지방 대사에 집중하자. 먹는 것을 조절하고 계획을 잘 따르는 것이 우선이다. 식습관이 안정되면 그때 비로소 어떤 운동이 자신의 몸과 마음을 즐겁게 할지 고민할 여유가 생긴다. 대다수의 사람이 체중이 조금만 줄어도 몸이 한결 가벼워짐을 느낀다. 이때는 체중 감량이 아닌, 순수한 즐거움을 위해 걷기나 새로운 운동을 시도하고 싶어진다.

운동을 선택할 때는 체중 감량을 목적으로 삼지 말자. '달리기 선수들은 날씬하니까 나도 달려야지'라는 식의 단순한 모방은 피하자. 관절 통증을 감수하면서, 또는 전혀 즐겁지 않은데도 운동을 고집할 이유는 없다. 대신 진정한 흥미를 느끼고 실제로 할 때 기분 좋은 운동을 찾자. 테니스나 골프처럼 사람들과 어울리는 운동, 어린 시절 좋아했던 소프트볼 혹은 물을 좋아한다면 수영 등이 있다. 인간의 몸은 본래 움직이도록 설계되었다. 따라서 '내 몸이 어떤 움직임을 즐기는가?'를 물어보자.

하지만 운동에 과도한 집착을 갖지 않게 경계해야 한다. 운동이 체중 감량에 큰 도움이 되지 않는다는 사실을 알면서도 오래된 습관을 버리기는 쉽지 않다. 더 강도 높은 운동이 더 빠른 체중 감량으로 이어지지는 않는다. 잘못된 식습관을 운동으로 상쇄할 수는 없다. 과도한 운동은 오히려 역효과를 낳는다. 우리 몸은 이를 위험 신호로 받아들여 살아남기 위해 지방을 더욱 강하게 보존하려 들기 때문이다.

운동은 기본적으로 몸에 스트레스를 주는 활동이다. 특히 과도한 운동은 몸이 위험 신호로 받아들여, 생존을 위해 에너지를 비축하려는 반응을 유도한다. 이때 지방 연소가 억제될 수 있다. 운동 후에는 반드시 단백질 셰이크나 바나나로 회복해야 한다는 믿음도 과장된 측면이 있다. 물론 그런 음식이 몸에 좋다고 느낀다면 섭취해도 괜찮다. 하지만 "운동 전에 반드시 에너지를 보충해야 한다"는 생각은 대부분 당을 주 에너지원으로 쓰는 경우에만 해당된다. 이미 지방 연소에 적응된 몸이라면, 공복이나 식후 몇 시간 후에 운동하는 편이 더 효과적일 수 있다.

운동 중 심한 허기가 느껴진다면 운동 강도나 시간을 조절하는 것이 좋다. 중요한 건 자신의 몸 상태에 맞는 방식으로 운동하는 것이다. 목표 체중에 도달한 후에는 충분히 강도를 높일 수 있다. 하지만 감량기에는 고강도 운동을 잠시 미뤄도 괜찮다.

나 역시 성취욕이 강한 성격이라 '전력을 다하지 않는 운동'이 불안하게 느껴졌다. 하지만 우리의 가치는 운동 강도로 평가되지 않는다. 트레이너의 조언도 절대적인 명령이 아니라 참고용 제안일 뿐이다. 강도를 낮추고, 몸의 신호에 귀 기울이며 운동을 조절하는 것이 오히려 더 건강한 훈련이 된다. 진정한 균형은 운동 후 몸의 상태에 만족하며, 보상 섭취의 충동이 생기지 않을 때 찾아온다.

비교를 멈추고 나만의 여정에 집중하라

공식적인 경쟁이 아니더라도 다이어트 과정에서 사회적 비교는 자연스레 일어난다. 특별한 노력 없이도 쉽게 살이 빠지는 사람, 초콜릿만 끊어도 뱃살이 사라지는 사람을 보며 비교하게 된다. 하지만 타인의 속도나 경험을 자신의 것과 비교하다 보면 문제가 생긴다. 미디어의 영향도 크다. "연예인 OO, 영화 배역 위해 한 달 만에 13킬로그램 감량!" 같은 헤드라인은 우리가 자신만의 과정에 집중하기 어렵게 만든다. 살을 뺀 친구를 보면 계획을 바꾸고 싶은 유혹이 생긴다. "어떻게 뺐어?"라는 질문에 "다이어트 셰이크로!", "탄수화물 완전 끊었지!", "양배추 수프만 먹었어!"라는 답이 돌아오면, 지금까지 효과를 보던 방식마저 포기하고 그들의 방법을 따라 하고 싶어진다.

하지만 이는 누군가와의 경쟁이 아닌, 당신만의 여정이다. 비교할 대상이 필요하다면 과거의 자신과 비교하라. 지금까지 얼마나 성장했는지, 그것만이 의미 있는 비교다.

변수 많은 현실에서도 식단을 지키는 법

다이어트를 결심하고 냉장고를 건강식으로 채우지만, 늘 계획대로 되지는 않는다. 녹색 채소, 신선한 베리가 상한 채 버려지고, 대신 주방 한쪽에는 빈 피자 상자가 쌓이는 모습이 익숙하지 않은가? 늦은 퇴근으로 요리할 기력이 없어 포장 음식을 사 오기도 하고, 가족의 갑작스러운 병치레로 식단이 흐트러지기도 한다. 때로는 계획한 식사가 너무 복잡하거나 입맛에 맞지 않을 수도 있다. 식재료 배달에서 핵심 재료가 빠져 계획한 요리를 포기해야 할 때도 있다.

이런 방해 요소들은 현실에서 자주 일어난다. 특히 의사들 사이에서 흔했다. 웨이트와쳐스로 다시 다이어트를 시작했을 때, 나 역시 비슷한 경험을 했다. 완벽한 계획을 세우고 권장량을 철저히 지켰다. 맛있는 샐러드로 점심을 준비했고, 오전 진료도 순조로워 정시에 마무리될 것 같았다. 마지막 검사를 끝내고 진료실을 나서며 오늘은 성공이라 생각했다.

마지막 환자인 아이에게 작별 인사를 했는데, 그 아이가 엄마 품에 안기자마자 발작을 일으켰다. 다행히 열성 발작이라 큰 위험은 없었지만, 긴급한 대처가 필요했다. 여유로운 점심시간은 순식간에 사라졌고, 오후 진료 전까지 고작 5분이 남았다. 서둘러 샐러드를 먹어 치웠지만, 이런 식으로는 건강한 식사의 진정한 효과를 볼 수 없었다. 이런 상황에 대비해 나는 A-G 계획이라는 도구를 개발했다.

7단계 A-G 계획: 유연한 식사 전략

계획 A는 당신이 처음 세운 기본 계획이다. 전날 밤 다음 날의 식사를 준비했다면, 이미 성공을 향한 첫걸음을 뗀 것이다. 내 경우엔 집에서 만든 샐러드를 병원 냉장고에 보관했다. 일상이 순조롭다면 이 계획을 그대로 실행할 수 있다. 하지만 예상치 못한 상황이 발생하면 계획 B-G로 전환해야 한다.

계획 A가 무산되면 많은 사람이 악순환에 빠진다. 좋은 의도는 접어두고 손에 닿는 아무 음식이나 먹으며 '어쩔 수 없었다'며 합리화한다. 이런 상황을 피하려면 계획 A가 실패했을 때 따를 수 있는 B부터 G까지의 대안을 미리 세워두자. 이미 프로토콜에 포함된 대안이므로 죄책감 없이 선택할 수 있다.

계획 B는 근처 패스트푸드점에서 프로토콜에 맞는 수프나 샐러드를 고르는 것이다. 계획 C는 마트 즉석식품 코너에서 큐브 치즈, 베이비당근, 사과를 구매하는 것이다. 계획 D는 사무실 서랍에 항상 준비해둔 견과류를 먹는 것이다. 이런 식으로 계획을 확장해나간다.

A-G 계획의 가장 큰 장점은 모든 결정을 미리 내려둔다는 점이

다. 실제로 많은 내담자가 마지막 대안인 계획 G를 선택한다. 이는 한 끼를 걸러 우리 몸에 이미 저장된 체지방을 에너지원으로 사용하는 방법이다. 예상치 못한 상황이 발생해도 이미 건강한 대안을 준비해두었기에, 감정적으로 대응할 필요가 없다.

현실적인 식사 대안 만들기

계획 A-G는 한 가지 기본 목록으로 유지하거나, 집 전용과 직장 전용으로 나누어 관리할 수 있다. 상황에 따라 1~2주마다 수정해도 좋다. 다음과 같이 실천해보자.

우선 몇 가지 대안을 준비하자. 예를 들어 회사 냉장고에 후무스와 베이비 당근을 넣어두고, 금요일까지 먹지 않은 건 집으로 가져간다. 가방이나 서랍에는 시리얼바, 견과류, 씨앗 믹스를 비축해두는 것도 좋다. 대안의 개수는 일상이 얼마나 예측 가능한지에 따라 달라진다.

다음으로 주변의 식사 옵션을 조사하자. 식료품점, 농산물 직매장, 편의점, 패스트푸드점, 포장 전문점, 푸드트럭 등 자주 가는 모든 식당을 목록화한다. 각 장소를 방문하거나 온라인으로 메뉴를 확인해 계획에 맞는 음식을 기록한다. 맞춤 주문 가능 여부도 체크하자. 이런 조사를 해두면 배고플 때 드라이브스루를 향하며 "괜찮은 메뉴가 있겠지"라며 결국 쿼드러플 버거와 감자튀김을 주문하는 최악의 선택을 피할 수 있다.

일상에서 자주 가는 장소를 떠올려보자. 아이의 야구 경기, 치과, 쇼핑몰, 정비소, 도서관, 해변 등에서 끼니를 해결해야 하는 상황이 종종 생긴다. 한 달간 방문한 장소를 정리하고 그 주변의 식사 옵션을 조사해두면 즉흥적인 선택을 줄일 수 있다.

　피곤하거나 스트레스받을 때도 메뉴를 고민할 필요 없이, 미리 승인한 목록에서 골라 먹는 것만으로도 훨씬 수월하다. 누군가에게 음식을 부탁할 때도 유용하다. "거기서 뭐가 되죠?"라고 물을 필요 없이 자신에게 맞는 메뉴를 명확히 전달할 수 있다. 이런 사전 준비는 마치 퇴근길 모든 신호등이 초록불로 바뀌는 것처럼 삶의 흐름을 부드럽게 만든다.

한 끼쯤 안 먹어도 괜찮다

정형외과 외상외과 의사 베스는 수술 전에 반드시 밥을 먹어야만 제대로 진료할 수 있다는 강박적 믿음을 가지고 있었다. 특히 한밤중 응급 수술을 해야 하는데 공복이라면 끔찍한 상황일 거라 생각했다. 우리는 함께 계획 B부터 F까지를 세웠고, 마지막 계획 G는 수술 전에 아무것도 먹지 않는 것으로 정했다.

여기서 중요한 사실 하나. 아주 마른 사람이라도, BMI가 '건강' 범위의 하한선에 있더라도, 체내 지방으로 최소 3주간의 '식사'를 저장하고 있다는 점이다. 따라서 의사든 아니든, 한 끼를 거르는 것은 언제나 가능한 계획 G가 될 수 있다. 실제로 한밤중 응급 수술 호출을 받은 베스는 배고프지 않아 계획 G를 선택했다. 후에 그는 이렇게 말했다. "이제는 야식을 거르는 게 제 계획 A가 되었어요. 수술도 성공적이었고, 오히려 식사 후보다 더 깨어 있고 집중력도 좋았죠. 음식 없이도 뇌와 몸이 이렇게 잘 기능할 수 있다는 걸 몰랐네요."

준비해야 할 것이 많아 보여 부담스러울 수 있다. 하지만 이런 사전 작업은 매일의 고민과 노력을 줄여준다. 삶에 변수가 없다면 식단 관리가 쉬울 테지만, 현실은 그렇지 않다. 이때 이런 준비가 빛을 발한다. 냉동 피자로 때우는 대신 건강한 대안을 선택할 수 있으면, 과거의 자신에게 고마워질 것이다. 이는 자신을 소중히 여기고 잘 돌보겠다는 약속이기도 하다.

약물과 체중 관리의 균형

일부 약물은 식욕을 자극하고 허기를 불러일으켜 체중이 증가할 수 있다. 이때는 프로토콜을 조정해 포만감이 오래 가는 음식을 선택하는 것도 방법이다. 그러나 배고픔 자체는 해롭거나 위험한 것이 아니며, 우리는 그것을 어떻게 받아들일지 선택할 수 있다. 오히려 이는 진정한 배고픔과 감정적 배고픔을 구분하는 좋은 기회가 될 수 있다.

기억하자. 모든 부작용이 반드시 당신에게 나타나는 것은 아니다. 체중이 늘 것이라 단정 짓고 약물을 시작하면, 그 믿음이 현실이 될 가능성이 크다. 오히려 부작용이 나타나지 않을 것이라 믿고, 설사 나타나더라도 대처할 수 있다는 자신감을 가지는 것이 현명하다. 최선을 다했음에도 통제할 수 없는 요인으로 체중이 늘었다면, 스스로에게 연민을 가져보자. "나는 최선을 다하고 있다. 배고픔을 받아들이고, 몸에 맞게 먹고, 충분히 쉬고, 적절히 운동하며 감정을 조절하고 있다. 조금 찐 체중은 일시적인 신체 변화일 뿐, 내 가치와는 무관하다." 때로는 "지금은 다이어트에 적합한 시기가 아닐 수 있다"고 말해주자. 신체적·정신적 건강 같은 더 시급한 문제가 있을 수 있기 때문이다. 이를 인정하고 회복에 시간을 투자하는 것이 우선이다.

자신을 향한 수치심과 자책, 실패감은 우리가 스스로에게 씌우는 불필요한 굴레다. 이런 감정에서 벗어나는 것도 선택이다. 체형에는 옳고 그름이 없다. 다만 당신이 선호하는 모습이 있을 뿐이다. 다이어트가 원하는 대로 되지 않았다고 해서 당신의 노력이 부족했다는 뜻은 아니다. 당신은 늘 자신의 삶에 대한 최고의 전문가이며, 자신의 경험을 스스로 선택할 수 있다. 끊임없이 자신에게 맞는 해결책을 찾아나가는 것, 그것이 진정한 여정이다.

대사와 노화에 대한 새로운 이해

"나이 들면 살찌는 건 당연하다." 그동안 너무도 익숙하게 들어온 말이다. 하지만 『사이언스』에 발표된 최신 연구는 이 통념을 정면으로 뒤집는다. 대다수 사람들은 20대부터 60대까지 대사율이 거의 변하지 않는다. 문제는 '나이'가 아니라, 우리가 어떻게 살고 있느냐다.

왜 20대와 지금의 몸이 다르게 느껴질까? 정답은 의외로 단순하다. 예전엔 몸을 움직이는 게 자연스러웠고, 지금은 앉아 있는 게 기본값이기 때문이다. 수업을 들으러 다니고, 친구들과 밤새 놀고, 계단을 오르내리던 시절에서, 엘리베이터를 타고, 자가용을 타고, 소파에 앉아 리모컨을 쥐는 시절로 옮겨왔을 뿐이다.

움직임이 줄면 대사도 멈춘다. 냉장고는 항상 가득하고, 간식은 손 닿는 곳에 있다. 우리 몸이 변한 게 아니라, 생활 방식이 조용히 우리를 바꿔놓은 것이다. 그리고 우리는 그 변화를 '어쩔 수 없는 나이 탓'이라며 정당화해버린다.

하지만 냉정히 말하면, 45세의 체중이 25세와 달라야 할 생리학적 이유는 없다. 바뀐 건 대사가 아니라 당신의 일상 루틴이다. 이제 프레임을 바꿔야 한다. "나이 들면 어쩔 수 없다"는 평범한 흐름에서 벗어나라. 다르게 생각하면, 다르게 살 수 있다. 나이와 상관없이 체중을 관리할 수 있다는 사실을 받아들이는 순간, 당신의 행동도 바뀐다. 음식을 의식적으로 선택하고, 움직일 기회를 스스로 만든다. 근육을 유지하고, 감정을 관리하며, 에너지를 자신이 주도한다.

중요한 건 통제력이다. 당신은 생각보다 훨씬 강하다. 문제가 생겨도 길은 있다. 다이어트는 늘 일직선이 아닐 수 있지만, 조정하며 앞으로 나아가는 것, 그것이 진짜 변화다. "상황이 나를 바꿨다"는 말은 이제 그만하자. 당신이 상황을 바꿀 차례다.

8장

감정이 요동칠 때 : 폭식의 메커니즘

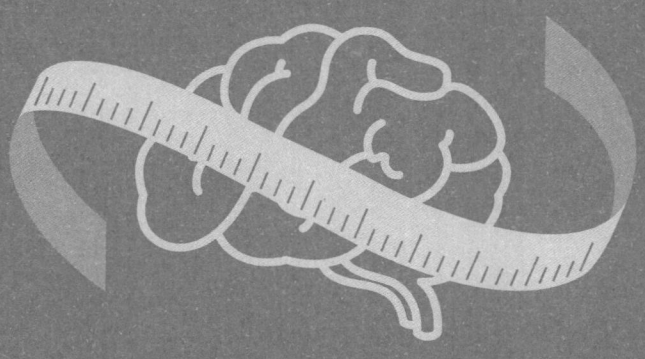

이번 장은 체중 감량을 넘어 당신의 삶 전체를 더 나은 방향으로 이끌어줄 내용을 소개할 것이다.

 체중을 줄이는 다이어트 프로그램은 시중에 많다. 체중 감량뿐 아니라 체중 유지와 생활 습관 개선까지 약속하는 프로그램도 쉽게 찾아볼 수 있다.

 하지만 대부분 식사와 감정의 관계를 제대로 다루지 못한다. 이 부분에 주목해야 한다. '아, 나는 기분 전환을 위해 음식을 찾는구나'라고 깨달았다면, 이미 중요한 첫걸음을 뗀 것이다. 감정적 식사를 인식하는 것이 첫걸음이다. 문제 해결은 이러한 자각에서 시작한다. 하지만 그다음은 어떻게 해야 할까? 감정에 휘둘리지 않는 식사를 위해서는 단순한 조언을 넘어 실질적인 방법이 필요하다.

 다이어트는 단순히 무엇을, 언제, 얼마나 먹을지를 바꾸는 것 이상이다. 이러한 요소들은 다이어트의 한 부분일 뿐, 진정한 성공의 비결은 감정적 만족을 위해 무의식적으로 음식을 찾는 습관을 고치는 것이다.

해결책은 냉장고가 아니라 뇌에 있다

음식으로 기분을 달래는 습관을 끊으려면 인간으로서 느끼는 모든 감정을 있는 그대로 마주해야 한다. 이는 다소 두려운 일일 수 있다. 우리는 감정 조절과 기분 전환을 위해 음식에 너무 오래 의존해왔기에, 음식이라는 지지대 없이 감정을 다루는 방법을 잊어버렸다. 감정을 회피하기 위해 음식이나 음료, 또는 다른 수단을 찾으면서 모르는 사이에 억눌린 감정이 차곡차곡 쌓여간다.

내 고객 첼시는 이런 말을 했다. "왜 자꾸 먹게 되는지 모르겠어요. 프레즐을 좋아하지도 않으면서 말이에요." 다른 고객처럼 첼시도 주치의로서 온종일 바쁘게 일하다가 집에 돌아오면 칭얼대는 아이들과 짜증 난 남편을 마주해야 했다. 첼시는 허둥지둥 저녁을 준비하면서 무의식적으로 찬장의 프레즐을 한 움큼씩 집어먹곤 했다. 음식 일기를 쓰기 시작한 후에야 이 패턴을 발견했다. 먹는 음식은 달랐지만 시간은 늘 같았고, 매번 혼란스러웠다.

우리는 흔히 특정 감정을 피하고자 음식을 먹는다. 첼시는 버거운 감정과 직장에서보다 더 큰 스트레스를 피하려고 간식을 먹었다. 하지만 그는 자신의 행동을 전혀 인식하지 못했다. 그의 뇌는 힘겨운 감정과 스트레스를 피하고 억누르는 방법으로 간식 먹기를 택했다. 일터를 벗어나 집에서까지 스트레스를 받는다는 사실이 불편하고 불안했기에, 무의식중에 음식으로 위안을 찾는 습관이 자리 잡은 것이다.

첼시가 저녁 준비에 부담을 느낄 때면, 마치 마법처럼 찬장으로 손이 향했고 어느새 입안에는 간식이 들어가 있었다. 감자칩이든 땅콩이든, 손에 닿는 것이라면 무엇이든 좋았다. 저녁 준비 시간의 간식은 이제 그의 일과가 되어버렸다. 퇴근 후의 이 습관은 점점 더 깊이 뿌리를 내렸고, 뇌는 이제 저녁 준비 시간에 어떤 간식을 먹을지까지 미리 계획하기 시작했다. 첼시는 이런 자신의 모습을 깨달았다. 매일 아침 '오늘만큼은 저녁에 간식을 먹지 않겠다'고 다짐했지만, 찬장 앞에서 간식을 집어드는 행동을 멈출 수 없었다. 왜 이런 일이 벌어졌을까?

우리 뇌는 반복된 행동을 습관으로 만들어 저장하는 데 능숙하다. 뇌의 화학작용은 이미 익숙해진 행동을 선호한다. 상황을 파악하고 과거에 효과가 있었던 해결책을 제시하도록 스스로를 훈련하는 것이다. 쉽게 설명해보자. 상처가 나면 뇌는 반창고를 떠올린다. 어린 시절 운동장에서 처음 무릎을 다친 후 학습한 해결책이다. 추위를 느끼면 뇌는 옷을 더 입거나, 담요를 덮거나, 난방을 켜야 한다고 신호를 보낸다. 이런 행동들이 과거에 체온을 올리고 불편함을 해소하는 데 효과적이었다는 것을 기억하고 있기 때문이다.

우리에게는 신체적 욕구 외에도 다양한 습관이 있다. 기상 시간, 양치질 시간, 신발을 신는 순서, 저녁에 보는 TV 프로그램 등 일상의 모든 루틴이 습관으로 구성된다. 이런 습관들 중 일부는 이롭거나 중립적이지만, 흡연이나 과식처럼 해로운 것들도 있다.

첼시의 경우처럼 식습관은 종종 무의식적으로 형성된다. 어떤 행동을 자주 반복하면 뇌는 그것이 진정으로 유익한지, 몸과 삶에 어떤 영향을 미치는지 고려하지 않고 단순히 같은 행동을 반복하라고 지시한다('이전에도 이런 기분일 때 이렇게 했더니 좋았잖아. 이번에도 분명 좋을 거야'). 저녁 식사 후 매일 아이스크림을 먹거나 요리할 때마다 와인을 마시는 것처럼, 장기적으로 해로운 결과를 초래하는데도 습관은 자동 반사로 튀어나온다.

이는 '함께 활성화되는 뉴런들은 서로 연결된다'는 신경가소성의 원리를 보여준다. 신경가소성은 행동과 환경에 따라 뇌의 구조와 기능이 변화하는 능력이다. 이는 양날의 검이다. 기존 습관을 바꾸기 어렵다는 점이 있지만, 새로운 행동을 반복하면 그것이 새로운 습관으로 자리 잡을 수 있다는 사실은 매우 유리하게 작용한다. 뇌의 신경망(약 1천억 개의 뉴런과 그 10~100배에 달하는 시냅스 연결)은 우리 삶을 효율적으로 만들도록 설계되어 있다. 덕분에 매 순간 모든 결정을 의식적으로 고민할 필요가 없다. 습관은 뇌가 만든 효율적인 경로다. 이는 대체로 대뇌 기저핵에 저장되어 있어, 전전두엽의 복잡한 사고 과정 없이도 판단과 결정을 내릴 수 있다.

습관의 강도는 신경 연결의 발달 정도에 따라 달라진다. 특정 행동을 반복할수록 관련 신경 세포 간의 연결이 강화되어 저항이 거의 없는 경로가 형성된다. 2년간 같은 퇴근길을 택했다가 다른 길로 바꾸려 하면 뇌는 '잠깐, 우리는 저쪽으로 가야 해!'라며 저항하는 것도 바로 이것 때문이다. 첼시가 집에 돌아와 부담감을 느끼자 뇌는 즉시 해결책을 제시했다. 찬장을 열고 그 안의 음식을 아무거나 먹고 싶은 충동이 자연스럽게 일었다. 하지만 나는 첼시에게 목표에 맞게 이 패턴을 바꾸는 방법을 알려주었다. 당신도 이 방법을 배우고 연습하면 달라질 수 있다.

다행인 것은, 아무리 견고한 신경망도 영구적이지는 않다는 점이다. 새로운 선택을 하면 약한 연결은 빠르게, 강한 연결은 점진적으로 사라진다. 과거 의학계는 뇌 발달이 30세에 멈춘다고 보았지만,

실제로 뇌는 평생 적응이 가능하다. 그래서 나이가 들어서도 새로운 기술을 습득할 수 있는 것이다. 단지 인내심과 꾸준함이 필요할 뿐이다. 뇌를 포함한 우리 몸의 자연스러운 시스템이 가진 놀라운 능력을 활용하면, 목표 달성을 앞당기고 지속 가능한 다이어트에 성공할 수 있다.

정리해보자. 당신은 오랫동안 음식으로 감정을 조절해왔지만 이를 인식하지 못했을 수 있다. 음식이 삶의 필수 요소이자 인간 경험의 중요한 부분이기 때문이다. '배고프지도 않고 몸에 필요하지도 않은데 먹고 있다'는 사실조차 몰랐을 수 있다. 그러나 이제는 음식 없이도 감정을 다루는 새로운 방법을 배울 수 있다. 그리고 반드시 배우게 될 것이다. 이 새로운 방식은 시간이 지나며 뇌의 기본 반응 패턴으로 자리 잡는다. 그 결과, 감정과 간식 사이의 자동 연결 고리가 끊기고, 그 자리에 감정을 인식하고 다루는 새로운 신경 경로가 만들어진다.

인간의 뇌는 에너지를 절약하기 위해 반복되는 생각과 믿음을 잠재의식 속으로 가라앉힌다. 만약 매일 모든 생각을 처음부터 새로 선택해야 한다면, 삶은 지나치게 고단해질 것이다. 그래서 우리는 무의식적인 해석과 반응을 당연한 것으로 받아들이고, 세상을 통제할 수 없다고 느끼기도 한다.

하지만 중요한 전환점은 여기 있다. 무의식 속 생각과 믿음을 의식의 영역으로 끌어올리는 순간, 당신은 자신이 세상을 어떻게 해석하고 반응할지를 직접 선택할 수 있게 된다. 생각보다 훨씬 많은 것을 당신이 통제할 수 있다.

그들 문제가 아냐

예를 들어 당신이 특정 이웃을 몹시 싫어한다고 해보자. 그 사람을 철저히 부정적으로 보고, 끊임없는 불평불만 때문에 그런 대우를 받아 마땅하다고 생각한다. 너무나 끔찍한 행동을 하는 미운 사람이라 마주칠 때마다 이사라도 가고 싶은 심정이다.

시간이 지나면서 당신은 그 사람의 행동을 객관적으로나 상황에 맞게 판단하지 않고 있음을 깨닫게 된다. 그 사람과 그의 행동에 대한 당신의 해석은 자동으로 이루어진다. 실제 행동과는 무관하게, 그 사람에 대한 당신의 믿음이 일종의 '정신적 필터'가 되어 뇌는 이미 형성된 믿음을 뒷받침하는 증거만을 찾아낸다. 그저 그 사람의 얼굴을 보거나 떠올리는 것만으로도 기분이 나빠진다.

여기서 주목해야 할 점은 이런 감정을 경험하는 사람은 오직 당신뿐이라는 사실이다. 그 이웃을 볼 때마다 분노와 혐오, 정당한 분개심을 느끼더라도 그 감정의 주체는 당신뿐이다. 이웃은 당신의 감정과 무관하게 살아간다. 우리는 흔히 내 기분이 나아지려면 상대방이 변해야 한다고 생각한다. 그 사람이 바뀌어 문제 행동을 멈추면 부정적 감정도 줄어들 것이라 여기곤 한다.

하지만 분노는 당신에게 어떤 이로움도 가져다주지 않는다. 당신의 감정으로 상대가 변화하지는 않는다. 오히려 다른 이웃과의 관계까지 악화될 수 있다. 결국 분노하고 그 감정 때문에 음식을 찾는 행동은 당신이 원치 않는 결과만 낳을 뿐이다. 음식에 의존하지 않고 이 상황을 해결하려면 그런 감정이 생기는 근본 원인을 살펴봐야 한다. 감정을 만드는 것은 타인이나 외부 상황이 아닌 당신의 생각이다. 이웃의 실제 언행이 아니라, 당신의 마음이 습관적으로 만들어낸 해석이 그 사람에 대한 감정을 형성하는 것이다.

언제나 내가 선택할 수 있어

이야기를 계속하기 전에 가장 중요한 점을 짚고 넘어가야 한다. 당신이 원치 않는다면 어떤 대상이나 사람에 관한 생각과 감정을 억지로 바꿀 필요가 없다. 세상에는 우리가 좋게 받아들일 수 없는 사람과 상황이 있다. 다만 감정의 원인을 타인이나 외부 요인으로 돌리기보다, 그런 감정을 만드는 생각을 스스로 선택했음을 인정해야 한다. 모든 상황에서 우리는 생각하고 느끼는 방식을 선택할 수 있다.

나 역시 여전히 세상의 잔혹한 현실에 분노하거나 두려움을 느낀다. 그러나 그 감정은 내가 의식적으로 선택한 반응이다. 동시에, 더는 누군가의 말이나 행동에 내 에너지를 낭비하지 않겠다고 결정할 수도 있다. 그 사람을 억지로 이해하려 애쓸 필요도, 행동을 용납할 이유도 없다. 다만, 다른 각도에서 바라볼 여지는 있다. 감정을 잠시 내려놓고, 그 사람이 한 말과 행동만 사실로서 바라보자. 자신에게 정직하게, 그리고 조금 더 유연하게 상황을 해석할 수 있는 새로운 틈은 없는지 스스로에게 물어보자.

나는 이런 상황에서 상대방을 각자의 방식으로 살아남으려 애쓰는 같은 인간으로 보려 한다. 우리는 모두 자신만의 사고방식과 감정에 따라 행동한다. 그 사람도 마찬가지다. 나는 모든 사람이 현재 자기 능력과 여건 안에서 최선을 다한다는 것을 기억한다. 상대의 행동에 동의할 필요는 없다. 완전히 반대할 수도 있다. 하지만 상대 역시 살아남기 위해 노력하는 인간이다. 우리 모두는 고통을 피하고 즐거움을 추구하며 최소한의 노력으로 살아가려는 같은 본능을 가졌다. 인정하기 싫을 때도 있지만, 우리는 생각보다 서로를 많이 닮았다.

타인에 대한 나의 반응은 그들의 행동이 아닌 전적으로 나의 선택이다. 빅터 프랭클은 『죽음의 수용소에서』에서 이렇게 말했다. "상황을 바꿀 수 없다면 나를 바꾸어야 한다." 이는 그가 홀로코스트 수용소에서 감정적 반응을 다스리며 여러 차례 강조했던 주제다. 프랭클은 이렇게 썼다. "당신이 내게서 빼앗을 수 없는 한 가지는, 당신의 행동에 대한 나의 반응을 선택할 자유다. 인간에게 마지막까지 남은 자유는 주어진 상황에서 자기 태도를 선택할 수 있다는 것이다."

억눌린 감정은 배고픔이 된다

어렸을 때부터 여성들은 종종 분노를 느끼거나 표현하는 것이 부적절한 것이라고 배우곤 한다. 반면 남성은 다르다. 고든 램지, 월터 화이트, 아치 벙커, 더티 해리와 같은 인물들만 봐도 그렇다. 남성의 분노는 힘의 표현이며 때로는 적당히 필요한 표출처럼 여겨진다. 하지만 여성의 경우는 어떠한가? 이런 감정을 느끼거나 드러내면 '여성스럽지 못하다'는 평가를 받는다.

여성들은 어린 시절부터 감정을 억누르고 항상 밝고 친절하며 배려심 있고 공감하는 모습을 보여야 한다고 배우기 때문에, 진정한 분노를

> 인식하지 못할 수도 있다. 이럴 때 많은 여성은 자기 행동을 의식하지 못한 채 음식이나 음료를 찾게 된다. 배우자의 무심한 행동을 보거나 상사의 모욕적인 언행을 들을 때, 또는 다른 이유로 분노가 치밀 때 우리는 무의식적으로 그 감정을 달래줄 무언가를 찾는다. 그러다 쿠키 한 상자나 치즈 과자 한 봉지를 비워버린다. 이런 음식들은 우리를 자극하지 않고 잠시나마 위안과 안정감을 줄 수 있기 때문이다.
> 여성들은 분노를 느끼고 표현할 권리를 회복해야 한다. 분노는 인간의 자연스러운 감정이다. 물론 이것이 타인에게 분노를 폭발적으로 표출해야 한다는 의미는 아니다. 하지만 감정을 억누르고 아무 일도 없었던 것처럼 행동하는 것도 바람직하지 않다. 여성들에게는 목소리를 낼 권리가 있으며, 그들의 감정은 인정받고 존중받아야 한다.

기분이 '너무 좋아서' 먹을 때

기분이 좋지 않을 때 음식에 의존하는 것은 많은 사람이 공감하는 행동이다. 부정적인 감정이 들면 음식을 통해 빠르게 도파민을 얻으려 한다. 그렇다면 왜 기쁘고 행복할 때도 과식을 하는 것일까?

인간의 심리는 흥미롭다. 많은 사람이 순수하게 긍정적인 감정보다 약간의 스트레스나 부정적 감정이 섞여 있을 때 더 편안함을 느낀다. 너무 행복하면 오히려 그 감정을 신뢰하지 못한다. 곧 나쁜 일이 일어나 이 좋은 감정을 상쇄할 것만 같고, 연이은 행운 뒤에는 큰 불행이 기다리고 있을 것 같다. 행운이 오래 지속될 리 없다고 여기기 때문이다.

당신도 이런 경험이 있지 않은가? 이런 생각은 무의식적으로 일어나기 때문에 우리는 그런 생각을 하고 있다는 사실조차 알아채지 못한다. 하지만 지나치게 행복한 기분이 들면, 마치 불길한 징조를 피하려는 듯 그 불안정한 감정 상태에서 벗어나려 한다.

기분이 나아지려 먹는 음식

반대로 긍정적인 감정을 더 강화하기 위해 음식을 찾기도 한다. 우리는 마음속에 기대를 쌓는다. '이번 여행은 정말 멋질 거야!' 하지만 실제로 가보면 기대만큼 좋지 않다. 최악은 아니지만 상상했던 것처럼 재미있거나 특별하지는 않다. 그러면 우리는 이를 만회하려는 듯 음식과 술을 통해 경험의 질을 높이려 한다. '좋은 와인 한 병 있으면 더 즐거울 거야', '디저트 하나 먹으면 하루가 달라질 거야.' 술은 자제력을 떨어뜨리고 원칙에서 쉽게 이탈하게 만든다. 이미 배가 부른데도 디저트를 먹으면 잠시의 즐거움 뒤에 불편한 포만감이 찾아온다. 추가 음식이나 음료로 즐거움이 배가될 것이라는 착각 때문에, 오히려 전체적인 경험의 만족도가 떨어지기 시작한다.

감정을 수학의 사인파처럼 생각해보자. 누운 S자 모양의 파도가 x축을 중심으로 끊임없이 오르내리는 것처럼, x축 위아래 면적이 동일하듯 긍정적 감정과 부정적 감정의 양도 균형을 이룬다. 긍정적 감정의 크기나 강도를 높이고 싶다면, 그에 상응하는 부정적 감정도 함께 온다는 것을 받아들여야 한다.

사람들은 흔히 "긍정적인 감정만 느끼고 싶다"고 말하지만, 긍정적인 감정만 골라서 느끼는 건 불가능하다. 기쁨을 크게 느끼려면, 슬픔도 깊이 경험할 수 있어야 한다. 이 둘은 마치 저울의 양쪽에 있는 추처럼 함께 움직인다.

하지만 많은 사람들은 불편한 감정을 '이상 신호'로 간주한다. 그래서 음식을 먹거나 술을 마시고, 스마트폰에 몰입하며 감정을 무디게 만든다. 그렇게 감정을 억누르다 보면, 결국 기쁨조차도 무뎌진다. 나는 실제로, "지금 삶이 완벽하다"고 말하는 사람들 중에서도 "그런데 왜 나는 행복하지 않을까?"라는 고민을 자주 들었다. 그들은 원하는 조건은 모두 갖췄지만, 감정을 제한하고 있다는 사실을 모른다.

핵심은 이것이다. 감정을 조절하려 하지 말고, 감정을 경험하라. 슬픔이든 분노든 불안이든, 감정은 문제나 장애물이 아니라 지나가는 신호다. 그 신호를 받아들이고 흘려보낼 줄 아는 사람만이, 삶을 온전히 느끼고 감정의 깊이를 넓힐 수 있다.

감정 고리로 배고픔을 달래는 법

평소에 감정을 무시하거나 회피하며 살아왔다면, 현재 자신이 느끼는 감정을 정확히 파악하기 어려울 수 있다. 1982년 심리치료사 글로리아 윌콕스는 사람들이 자기 감정을 더 쉽게 인식하고 표현할 수 있도록 '감정 고리feeling wheel'라는 도표를 개발했다. 이는 감정을 표현하는 어휘를 확장하는 데 유용한 도구다.

감정 고리는 세 개의 동심원으로 이루어져 있다. 안쪽 고리에는 '기본 감정'(분노, 슬픔, 두려움, 기쁨, 힘, 평화)이 있고, 각 감정은 더 구체적인 하위 범주로 나뉜다. 예를 들어 두려움은 거절당한 느낌, 혼란, 무력감, 복종, 불안정, 불안으로 세분화된다. 가장 바깥 고리에는 혼란스러움, 낙담, 하찮게 여겨짐, 나약함, 어리석음, 부끄러움과 같은 더 섬세한 감정들이 있다. 나는 고객들에게 감정 고리를 다음과 같이 활용하도록 안내한다.

내담자가 "동료 때문에 너무 화가 나요"라고 말하면, 나는 이렇게 답한다. "그렇군요. 기본 감정은 '분노'네요. 중간 고리를 살펴볼까요? 하위 범주 중에서 그 감정을 가장 잘 표현하는 단어는 무엇인가요?" 이렇게 바깥 고리로 나아가며 내담자의 감정을 가장 정확하게 표현하는 단어를 찾아간다. 이 과정을 통해 미묘한 감정을 설명할 수 있게 되고, 그 감정에 관한 이해도 깊어진다. 낙담했을 때 몸은 어떤 신호를 보내는가? 어리석다고 느낄 때 신체는 어떻게 반응하는가? 그런 감정이 몸의 어느 부분에서 느껴지는가?

불편한 감정과 친구가 되는 연습을 해보자. 감정을 깊이 관찰하여 다음에 그 감정이 찾아올 때 쉽게 알아차릴 수 있게 하자. 감정은 피하거나 숨겨야 할 벽장 속 괴물이 아니다. 진정한 관심과 호기심을 가지고 다가가야 할 친구다.

감정을 피하지 않고 더 잘 이해하게 되면, 감정이 어떤 패턴으로 나타나는지 파악할 수 있다. 그 감정이 얼마나 지속되는지(대개는 생각보다 짧다!), 어떤 생각이 그 감정을 촉발하는지도 알게 된다. 이를 통해 음식으로 감정을 회피하려 하기보다, 감정이 자연스럽게 사라질 때까지 견딜 수 있다는 자신감이 생긴다.

여러 가지 변형된 감정 고리를 온라인에서 찾아볼 수 있으며, 다음에서 인쇄용 버전을 구할 수 있다.

katrinaubellmd.com/bookresources

감정을 무시하면
그 자리를 음식이 채운다

개인적인 이야기를 나누고 싶다. 2010년 말, 임신 막달에 나는 아기를 사산했다. 이름은 비비안이었다. 시험관 시술로 어렵게 얻은 둘째 아이였고, 이별에 대한 어떤 준비도 되어 있지 않았다. 상담 치료를 받고 유산 유경험자 모임에도 참여했다. 친구들의 지지도 큰 힘이 됐다. 6개월 후 남편과 다시 시험관 시술을 시도했고, 다행히 임신에 성공했다. 그런데 불안이 나를 잠식하기 시작했다. 예전엔 걱정이 많은 성격이 아니었지만, 비비안을 잃은 후엔 달라졌다. 태동이 잠시라도 느껴지지 않으면 "또 잃을 수는 없어"라는 공포가 찾아왔다. 다행히 아이는 건강하게 태어났고, 1년 3개월 만에 나는 다시 아이를 품에 안았다.

그러나 이번에도 쉽지는 않았다. 아이는 젖을 잘 물지 못했고, 수유는 반복해서 실패했다. 좌절감이 쌓였고, 나는 짜증을 냈다. 그러면서도 "다 내가 원한 일이잖아…"라고 스스로를 다그쳤다. 시험관 시술을 선택했고, 아이를 원했으니 불평할 자격도 없다고 느꼈다. 감사는커녕 불평을 한다는 사실에 죄책감이 들었다. "내 감정은 옳지 않아." 그렇게 나는 내 감정을 억눌렀다. 하지만 만약 친구가 같은 상황에 처했다면, 나는 절대 그런 식으로 말하지 않았을 것이다. 오히려 공감하고 다정하게 안아주었을 것이다.

우리는 종종 타인에게는 관대하면서도, 자기 자신에게는 가혹한 잣대를 들이민다. "나보다 더 힘든 사람도 많은데…" 이 말은 얼마나 자주 떠오르는가. 물론 사실이다. 하지만 동시에, 나보다 나은 상황에 있는 사람도 많다. 인간의 경험은 절대 비교의 문제가 아니다. 마치 "다른 사람은 더 힘든데, 당신은 왜 힘들어하냐"고 말하는 것과 같다.

우리는 기계가 아니다. 긍정적인 감정만 받아들일 수는 없다. 기쁨을 진짜로 느끼려면, 슬픔과 좌절도 경험할 수 있어야 한다. 슬픔은 억누른다고 사라지지 않는다. 있는 그대로 느끼고, 마주하고, 다뤄야만 비로소 지나갈 수 있다. 하지만 우리는 종종 자기 감정을 비난하고, 그런 자신을 피하려 든다. 스마트폰에 몰두하고, 넷플릭스를 몇 편씩 이어 보고, 끊임없이 유튜브를 탐색하며, 결국 음식을 찾는다. 왜? 지금의 나와 함께 있는 것이 불편하기 때문이다.

그래서 나는 고객들에게 종종 이렇게 권한다. "한 번쯤은 아무 소리도 없이, 라디오도 팟캐스트도 없이 집으로 가보세요." 놀랍게도 많은 이들이 그게 너무 힘들다고 말한다. 자기 자신과 시간을 보내는 법을 완전히 잊어버린 것이다. 하루 종일 마음속에서 들려오는 내면의 대화에 귀 기울여보자. 그 목소리는 비판적인가? 비난조인가? 혹은 그냥 잔인한가?

이제 연습이 필요하다. 그 목소리를 연민과 친절, 그리고 사랑이 담긴 말로 바꿔보는 것이다. 가장 친한 친구나, 아끼는 가족에게 해줄 법한 말로.

한 고객이 이렇게 말했다. "하지만 자책이 효과가 있었어요. 의대 다닐 때도 그렇게 해서 버텼거든요." 자책하며 성공할 수는 있다. 그러나 그것은 지속 가능하지 않고, 건강하지도 않은 방식이다. 그 고객은 자책으로 버티면서도, 스트레스가 심해질 때마다 늘 음식을 찾았다는 사실을 놓치고 있었다. 정말로 효과적인 방법이었을까? 근본을 바꾸지 않으면, 음식 대신 또 다른 대체물에 의존하게 된다.

핵심은 감정이나 행동 자체가 아니라, 자신과 어떤 관계를 맺고 있는가다.

작은 트라우마가 남긴 큰 흔적

과식이나 폭식하는 사람들은 주로 감정을 억누르기 위해 음식을 찾는다. 이는 흔히 트라우마에 대한 반응이다. 트라우마는 때로는 명백하게, 때로는 은밀하게 나타난다. 최근 들어 '큰 트라우마big T trauma'와 '작은 트라우마little/small t trauma'라는 용어가 주목받고 있다. '큰 트라우마'는 극도로 충격적이고 중대한 사건을 말한다. 이런 트라우마를 겪은 사람은 무력감에 빠지고 상황 통제력을 잃게 된다. 자연재해·신체적 폭행·성폭력·아동 학대·치명적인 사고·테러·전쟁 등이 큰 트라우마의 예다.

'작은 트라우마'는 덜 도드라져 있으나 점차 쌓여서 감정 조절 능력을 저하시키고 감당하기 어려운 상태를 만드는 사건들이다. 이혼·배신·법적 분쟁·경제적 어려움·대인 갈등·지속적인 미세 공격·무시·조롱·조종·거짓말·수치심 등이 여기에 속한다. '작은 트라우마'의 문제점 중 하나는 우리가 이를 쉽게 간과한다는 것이다. 그저 흔한 일이라며 합리화하고, 이에 대한 강한 반응을 보이면 오히려 부끄러워한다. 하지만 이런 자책은 또 다른 형태의 회피다.

최근 한 내담자는 돈과 관련된 코칭 프로그램을 두려워한다고 털어놓았다. 참여하고 싶었지만 두려움 때문에 계속 미뤄왔다는 것이다. 결국 나는 물었다. "성장 과정에서 돈과 관련해 특별한 경험이 있었나요?" 그는 대답했다. "대학 입학 전까지는 괜찮았어요. 학자금 대출을 받았는데, 갑자기 부모님이 집안 사정이 어렵다고 하셨죠. 그래서 제 학자금 대출금으로 가족의 생활비를 충당했습니다." 15년이 지난 지금도 그의 가족은 여전히 경제적으로 어렵다. 그는 대가족 중 유일하게 안정된 직장이 있어 가족 전체를 부양하는 중이었다.

그는 가족에게 배신감을 느꼈지만 그런 분노와 실망을 억눌러야 한다고 믿었다. 어쨌든 가족이고 어쩔 수 없는 상황이라 여겼기 때문이다. 이런 가족 문제에 대처하는 과정에서 그에게 불규칙한 식습관이 형성되었다는 것은 충분히 이해할 만하다. 이처럼 폭식과 과식의 원인을 찾다 보면, 종종 자신도 인식하지 못했거나 받아들이지 못했던 트라우마와 마주하게 된다.

다이어트가 삶을 집어삼키지 않게

인디라는 어린 시절부터 과체중이었다. 어머니는 늘 과자로 그를 달랬고, 정크푸드는 일상이었다. 그의 이모도 평생 과체중이었지만 최근 몇 년 사이 체중을 줄여 유지하고 있었다. 이런 변화가 인디라에게 긍정적인 영향을 미쳤을 것 같지만, 실제로는 정반대였다. 그 이유를 파악하는 데는 시간이 걸렸다.

인디라의 이모는 체중 감량 전에는 인정받는 사진작가로 성공 가도를 달렸지만, 살을 뺀 후에는 경력이 정체되었다. "이모는 체중을 유지하느라 삶의 모든 에너지를 쏟은 것 같아요. 저도 살을 빼려다 제가 사랑하는 모든 것을 포기하게 될까 봐 두려워요." 이모는 매주 여러 다이어트 모임에 참석했고 결국 모임 리더가 되었다. 삶의 우선순위가 완전히 바뀐 것이다. 물론 경력을 포기하지 않고도 이 과정을 겪는 사람도 있다. 오히려 더 많은 에너지를 얻고 감정 관리법을 배워 더 큰 성공을 이룬 사례도 많다.

우리는 종종 타인의 경험을 자신에게 투영해, 그들의 경험이 그대로 재현될 것이라 단정 짓는다. 하지만 나는 나만의 길을 걸으면 된다. 해야 할 것을 배우는 것만큼이나 하지 말아야 할 것을 배우는 것도 중요하다. 타인의 경험에서 교훈을 얻을 수는 있지만, 그들의 방식을 그대로 따르거나 같은 결과를 예상할 필요는 없다.

인디라는 자기 삶과 이야기를 스스로 만들어갈 수 있다는 것을 깨달아야 했다. 당신도 마찬가지다. 건강한 체중 관리를 하면서도 삶의 다른 영역에서 성공할 수 있다. 당신의 여정은 다른 사람과 다를 수 있다. 당신의 삶은 당신이 선택하는 대로 펼쳐질 것이기 때문이다. 이제 감정과 관련된 여러 문제를 살펴보았으니, 음식이나 음료에 의존하지 않고 감정을 다루는 구체적인 방법들을 알아보자.

9장

먹지 않고도 기분이 나아지는 법
: 감정 조절 노하우

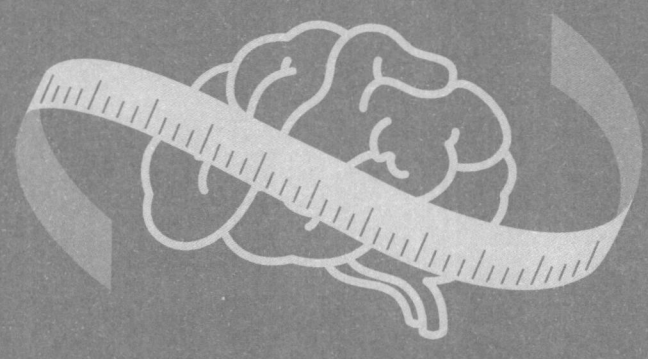

이제 불편한 감정을 다스리기 위해 음식을 섭취해왔다는 사실을 충분히 깨달았을 것이다. 과식과 과음을 멈추면 그 감정의 실체가 더 선명하게 드러난다. "알겠어. 하지만 그 감정을 확인하고 나서는 어떻게 해야 하지?"라고 생각할 수 있다.

감정을 다스린다는 것은 회피하거나 저항하거나 반응하지 않는 것이 아니라, 있는 그대로 받아들이는 것이다. 감정을 음식이나 음료로 억누르는 대신 자연스럽게 흘러가도록 두면 음식으로부터 자로워질 수 있다. 어린 시절 이런 방법을 배워두었다면 좋았겠지만, 아마 그런 사람은 거의 없을 것이다. 오히려 강한 감정은 나쁜 것이니 억누르고 숨겨야 한다고 배웠을 것이다.

감정을 다루는 더 나은 방법은 언제든 배울 수 있다. 여기서 소개하는 방법들은 모두 내가 직접 경험하고 검증한 것이다. 이 방법들은 도구 상자 속 연장과 같아서 필요할 때마다 꺼내 쓸 수 있다. 모든 도구를 매일 또는 정기적으로 사용할 필요는 없다. 상황과 감정에 가장 적합한 방법을 골라 쓰면 된다. 깊이 고민하지 말고 가장 끌리는 도구부터 시도해보자. 한 방법으로 감정이 충분히 해소되지 않으면 다른 방법을 시도하고, 완전히 처리될 때까지 계속한다.

제시된 방법을 전부 시도할 필요도 없다. 다만 예상하지 못한 방식으로 도움을 받을 수 있다는 가능성은 열어두자.

감정이 지나가도록 내버려두자

첫 번째 방법은 아무것도 하지 않는 것이다. 그저 그 순간을 받아들이면 된다. 불쾌한 감정이 든다는 것을 인정하고 받아들이려 노력하자. 감정을 지켜보며 가만히 기다리면 자연스럽게 지나간다는 것을 이해하고 그냥 두면 된다.

뇌과학자 질 볼트 테일러Jill Bolte Taylor는 『나는 내가 죽었다고 생각했습니다』에서 감정의 '90초 법칙90-second rule'을 이렇게 설명한다.

> 우리 몸은 주변 자극에 반응해 화학 반응을 일으키는데, 이는 정확히 90초 동안 지속된다.
> 외부에서 자극이 오면 몸은 화학물질을 분비해 경계 상태가 된다. 이 물질이 완전히 빠져나가는 데는 90초가 채 걸리지 않는다. 90초 동안 이 과정을 지켜보고 감정이 올라오는 것을 느끼면 결국 사라진다는 뜻이다. 그 이후에도 감정이 남아 있다면 그건 스스로 그 감정의 순환에 머물기로 선택했기 때문이다.

심리학자들은 이를 파도에 비유한다. 해변의 파도처럼 감정이 밀려올 수 있다. 우리는 여전히 수면 위에 떠 있다. 그러니 허우적대지 말고 90초 동안 감정의 파도가 지나가게 두자. 무슨 일이 일어나는지 지켜보다가 다른 생각을 선택하면 파도에 휩쓸리지 않을 수 있다.

파도와 싸우는 건 전혀 효과가 없다. 해변에서 파도를 밀어내려 한다고 상상해보자. 아무리 무시하려 해도 파도는 계속 밀려온다. 무시하거나 저항하면 예상치 못한 순간에 더 큰 파도가 덮쳐온다. 그러니 강한 감정이 올 때는 자연스럽게 밀려왔다가 빠져나가게 두자. 이렇게 하면 감정에 휘둘리지 않고 차분히 바라보는 여유를 갖게 된다. 처음 90초(또는 반복되는 시간)를 견디기 위한 몇 가지 방법을 생각해보자.

볼트 테일러는 몇 가지 방법을 제안한다. 먼저 감정을 정확히 인식하자. 예를 들어 "지금 나는 화가 났다"는 식으로 현재 상태를 명료하게 표현한다. 그리고 시계 초침을 보며 시간을 느리게 인식해본다. 지금 이 감정은 오래 머무르지 않을 것이라는 사실을 스스로 확인하는 과정이다. 해변의 파도를 떠올리며, 물이 밀려왔다가 빠져나가는 이미지를 상상해보거나 호흡에 집중하는 것도 효과적이다. 또한 그 감정을 처음 일으킨 생각이나 상황을 간단히 적어두는 것도 감정을 객관화하는 데 도움이 된다. 명상, 점진적 근육 이완, 가벼운 스트레칭이나 걷기 같은 신체 활동으로 그 시간을 보내도 좋다.

이런 작은 실천들이 모여, 우리는 감정의 순간에 휘둘리지 않고 그 중심을 지켜내는 법을 조금씩 익히게 된다.

지금 느끼는 감정 알아차리기

때마다 내 기분을 정확히 아는 건 쉽지 않다. 마음이 멍하거나 기분이 좋지 않은데 이유를 모를 때는 위로받고 싶어 다시 음식을 찾게 된다. 많은 사람이 자신의 감정을 무시하는 습관 때문에 실제로 어떤 감정을 느끼는지 잘 모른다. 이럴 때는 잠시 멈추고 현재의 감정을 살펴보는 연습을 해보자.

눈을 감고 깊은 호흡을 몇 번 한다. 주의를 머리에서 몸으로 옮기며 몸 구석구석을 찬찬히 살펴본다. 어느 부위에서 어떤 감정이나 감각이 느껴지는가? 여러 곳에서 감정이 느껴진다면 한 곳씩 차례대로 집중한다. 감정을 살필 때는 이런 질문을 던져보자.

- 이 감정이 몸 어디에서 느껴지는가?
- 어떤 모양인가?
- 단단한가, 부드러운가?
- 어떤 색인가?
- 빠른가, 느린가?
- 그대로 유지되는가, 계속 변하는가? 호흡할 때 달라지는가?

천천히 시간을 두고 감정을 살펴본다. 감정이 움직이거나 변하는지, 강도가 달라지는지 주목한다. 호흡을 계속하며 긴장을 풀고 그 경험에 집중한다. 그 감정을 느낄 때 어떤 기분이 드는지 살핀다. 감정이 지속되는 동안 최대한 오래 그 감정에 머문다. 다른 감정이나 다른 부위에서 느껴지는 감정도 같은 방식으로 살펴본다. 몸의 감정과 감각을 충분히 탐색한 뒤에는 다음의 질문을 생각해본다.

　내가 느낀 감정의 이름은 무엇일까? 8장에서 소개한 감정 고리를 활용해 감정의 이름을 찾아본다. 이런 감정이 들면 어떻게 반응하고 싶어지는가? 이 감정은 어떤 행동으로 이어지는가? 어떤 생각이 이 감정을 만들어냈는가?

일기 쓰기로 내면 들여다보기

　일기는 자기 생각과 감정, 습관을 명확히 이해하는 데 효과적인 도구다. 일기를 통해 건강하지 않은 식습관의 원인을 파악하고 자신을 더 깊이 이해하면서 다이어트를 지속할 수 있다. 매일 꾸준히 기록하는 전통적인 방식을 택할 수도 있고, '생각 비우기'라는 다음 방법을 시도해볼 수도 있다.

생각 비우기

　말 그대로 머릿속에서 맴도는 생각을 모두 털어내는 것이다. 일종의 '마음 정리'라고 할 수 있다.

　기록 방식은 자유롭다. 종이에 손으로 써도 좋고, 컴퓨터나 스마트폰 앱을 활용해도 무방하다. 나는 개인적으로 손글씨를 선호한다. 손으로 쓰는 행위가 타이핑보다 뇌를 더 많이 활성화시키고, 정보 처리와 기억력 향상에 효과적이라는 여러 연구 결과가 있기 때문이다. 물론 중요한 것은 '어떻게'가 아니라 '기록하는 것 자체'다. 꾸준히 실천할 수 있는 자신만의 방식이면 충분하다.

처음에는 최소 한 달간 매일 쓰고, 이후에는 필요할 때마다 쓴다. 어떻게 시작할지 막막하다면 5분 타이머를 맞추고 그동안 생각나는 대로 계속 써본다. 시간이 다 되어도 더 쓰고 싶다면 모든 생각을 털어낼 때까지 계속 이어간다.

글을 다듬거나 꾸밀 필요는 없다. 특별한 깨달음을 얻으려 분석할 필요도 없다. 그저 지금 이 순간 머릿속에 있는 솔직한 생각을 발견하면 된다. 할 일 목록, 현재 기분, 새 상사에 대한 불만 등이 뒤섞여 나올 수 있다. 일이 잘 풀린다면 그 이유도 적어보자(답은 늘 당신의 생각에 있다).

줄리아 캐머런은 『아티스트 웨이, 마음의 소리를 듣는 시간』에서 이를 '모닝 페이지 쓰기'라고 불렀다. 매일 아침 의식의 흐름대로 세 페이지를 쓰면 창의력이 막히지 않는다고 했다. 나는 밤에 글을 쓰며 하루를 정리한다. 정해진 방법은 없다. 생각을 간단히 적은 후에는 이런 질문에 답해본다.

- 오늘(또는 어제) 무엇 때문에 화가 났는가?
- 무엇이 짜증 나고 신경 쓰였는가?
- 부끄러운 행동을 했는가?

좋은 하루를 보냈다면 이렇게 물어본다.

- 왜 좋았을까?
- 어떤 생각 때문에 일이 잘 풀렸을까?

> ## 고통에서 벗어나기: 생각 버리기의 예시
>
>
>
> "난 정말 형편없는 부모야. 오늘 아이들한테 이성을 잃고 소리를 질렀어. 재클린이 컵을 식기세척기에 넣지 않고 싱크대에 놓아뒀다고 고함을 쳤다니. 그래서 아이가 울어버렸잖아. 이런 행동을 하는 부모가 어디 있겠어?"
>
> 이런 생각은 보통 깊은 자책감과 수치심을 불러일으켜 큰 고통을 준다. 하지만 우리는 인간이기에 늘 자랑스러운 행동만 할 수는 없다. 부정적이거나 불편한 감정이 들 때는 자신에게 사랑과 인내, 연민, 너그러움을 베풀어야 한다. 자책은 고통만 키울 뿐이며, 반복할수록 음식이나 음료로 그 고통을 피하고 싶은 충동만 생긴다. 이런 감정을 다루면서 동시에 상황을 다르게 볼 수 있는 방법을 찾아보자.
>
> "이 경험에서 배울 점이 많아."
>
> "이런 행동을 한 나를 용서할 수 있어."
>
> "책임지고 사과할 수 있어."
>
> "계속 붙잡고 있을 필요 없어. 내려놓을 수 있어."

나는 글쓰기를 부담스러워하거나, 잘 써야 한다고 망설이는 사람들을 많이 봐왔다. 하지만 일기는 완벽할 필요가 없다. 문장을 다듬거나 평가받을 필요도 없다. 그저 생각을 쓰는 것만으로도 패턴은 자연스럽게 드러난다. 중요한 건 잘 쓰는 것이 아니라, 계속 쓰는 것이다. 매일 기록하는 습관만으로도 충분하다.

분노 쏟아내기

'분노 적기'는 일기를 활용하는 또 다른 효과적인 방법이다. 보통의 일기처럼 생각과 감정을 관찰하고 성찰하는 게 아니라, 말 그대로 감정을 폭발시키는 것이다. 사회적으로 받아들여지지 않기에 억누른다고 해서 분노가 사라지는 것은 않는다. 오히려 더 커질 뿐이다. 음식으로 감정을 누르려 하지 말고, 악담이라도 종이에 쏟아내보자. 놀라운 해방감을 느낄 수 있다. 비이성적이고 치사한 내용이어도 괜찮다. 절대 입 밖에 내지 않을 말을 마음껏 써보자(남이 볼까 봐 걱정된다면 쓰고 나서 찢어버리거나 파일을 지우면 된다). 타이머로 20분을 재고 그동안 멈추지 말고 써내려가자.

예를 들어 딸이 당신의 화를 돋우는 행동을 했다고 하자. 겨우 참아서 직접 화를 내지는 않았으나 분노는 여전히 남아 있다. 종이 앞에 앉아 머릿속을 휘젓는 생각을 모두 적어보자. 가장 격렬하고 공격적인 생각에 집중한다. 딸에 대한 증오심이 든다면 그대로 쓰자! 이것은 그 순간 진심으로 딸을 미워하는 내 마음의 5퍼센트에 발언권을 주는 것이다. '세상에, 내가 지금 우리 딸을 미워하다니!'라는 생각이 들 수도 있지만, 잠시 무시하자. 평소에는 표현하지 못하는 내면의 목소리에 기회를 주는 중이니까.

'나는 ○○가 싫어' '나는 ○○때문에 화가 나'처럼 문장을 시작하면 도움이 될 때가 있다. 특히 감정의 원인을 정확히 모르면서도 그 감정이 사라지지 않을 때 효과적이다. 쓴 내용을 평가하지 말자. 다 쓰면 바로 버린다. 분노 적기는 강렬한 분노와 화를 처리하기 위한 것이다. 막상 다 쓰고 나면 보통 마음이 한결 가벼워진다.

감정자유기법 활용하기

감정자유기법Emotional Freedom Technique, EFT은 여러 대체의학 이론을 결합한 것으로, 누구나 쉽게 시도해볼 수 있다. 머리의 특정 지압점을 정해진 순서대로 두드리면서 없애고 싶은 부정적 생각('이제 그만 자책하고 싶어')이나 바라는 긍정적 생각('평온해지고 싶어')에 집중한다. '태핑tapping'이라고도 불리는 이 방법은 순간의 감정을 빠르게 해소하고, 음식에 의존하는 감정 처리 습관을 바꾸는 데 도움이 된다.

감정자유기법은 스트레스와 두려움 등 감정 반응을 관장하는 뇌의 편도체에 안전하다는 신호를 보낸다. 생각에 집중하며 두드리기를 하면 감정의 균형을 되찾을 수 있다. 각 지점을 5~7회 두드리고 다음으로 넘어가며, 마음속으로 또는 소리 내어 생각을 표현한다.

이 기법의 큰 장점은 전문가의 도움 없이도 앱이나 온라인 영상으로 배워서 혼자 할 수 있다는 점이다. 시간도 많이 걸리지 않고 한 번 또는 여러 번 연속으로 할 수 있다. 도슨 처치 박사의 연구에 따르면, 한 시간 동안 두드리기를 한 참가자들은 불안이 58퍼센트, 우울감이 49퍼센트 감소했으며 주요 스트레스 호르몬인 코르티솔도 24퍼센트 줄었다(코르티솔이 만성적으로 높으면 체중 감량을 방해하는 등 건강에 나쁜 영향을 준다). 반면 휴식이나 대화 요법을 한 집단은 코르티솔이 14퍼센트만 감소했다. 다른 연구에서는 나흘간의 워크숍 후 참가자들의 코르티솔이 37퍼센트 낮아졌다.

최근 연구는 이 기법이 음식 갈망 해소에도 효과적임을 보여준다. 과체중이나 비만인 15명을 대상으로 4주간 두드리기 워크숍을 진행하고 전후 뇌 MRI를 찍었다. 고열량 음식 사진을 보여주며 뇌 활동을 관찰한 결과, 편도체가 있는 대뇌변연계의 활동이 감소했다. 즉, 달콤한 음식을 봐도 뇌가 예전처럼 강하게 반응하지 않아, 충동적인 욕구를 더 잘 다룰 수 있게 된 것이다.

현재 가장 인기 있는 앱은 "태핑 솔루션Tapping solution"이다. 무료로 다운로드해 여러 두드리기 명상법을 배울 수 있고, 업그레이드하면 특정 명상도 가능하다. 'EFT 태핑EFT tapping'이나 '감정자유기법 Emotional Freedom Technique'으로 검색하면 비슷한 앱을 찾을 수 있다. 나를 찾은 많은 고객도 이 방법의 효과를 높이 평가한다. 명상도 좋은 방법이지만, 가만히 앉아 있기 힘든 사람들에게는 두드리기가 더 적합할 수 있다. 몸을 움직이면서도 집중력과 몰입을 유지할 수 있기 때문이다.

나도 경험해봤는데 꽤 좋았다! 기존 두드리기 영상은 대부분 10분 이내이며, 불안 같은 감정이 어디서 오는지 파악하는 데 도움이 된다. 시작과 끝에 감정 강도를 기록하면서 변화를 확인해보자.

처음에는 어색할 수 있지만 열린 마음으로 시도해보자. 효과를 맹신할 필요는 없다. 다만 도움될 수 있다는 가능성만 열어두자. 이 방법이 맞는다면 감정자유기법 전문 코치를 찾아가는 것도 좋다.

움직임으로 감정 표현하기

평소 하는 운동이 있다면 운동 전후의 감정 강도를 비교해 감정해소에 도움이 되는지 살펴보자. 많은 사람이 운동으로 스트레스와

감정 강도 측정하기

'생각 비우기'와 '두드리기'는 감정을 인식하고 다루는 강력한 도구다. 이 방법을 통해 우리는 자신의 감정이 어떤 생각에서 비롯됐는지 더 잘 알게 된다. 그렇다면 이런 감정 처리가 실제로 효과가 있는지 어떻게 확인할 수 있을까?

앞서 소개한 감정 처리법을 시작하기 전에 먼저 감정의 강도를 0에서 10까지 점수로 매긴다. 0은 감정이 전혀 없는 상태, 10은 상상할 수 있는 가장 강렬한 감정이다. 예를 들어 고객센터 대기 시간이 길어질 때의 짜증은 4점, 중요한 회의에 늦어 모든 사람 앞에서 상사에게 질책을 들을 때의 수치심은 9점 정도로 하자.

감정을 다루면서 그 강도가 실제로 낮아지는지 확인한다. 8점에서 시작해 몇 분 후 2점이 됐다면 충분히 해소된 것이다. 하지만 8점에서 6점으로만 내려갔다면, 더 약해질 때까지 계속 감정을 다뤄야 한다.

감정 강도를 확인하는 방법 중 하나는 몸에 긴장이나 불편함이 남아 있는지 살펴보는 것이다. 한번은 온라인 코칭을 진행할 때였다. 시작을 알렸다고 생각했는데, 4분이 지나도록 아무도 접속하지 않았다. 매우 이례적인 일이었다. 곧바로 '다들 날 싫어하나? 너무 당황스러워! 내가 뭔가 잘못했나?'라는 생각이 들었다. 1분쯤 지나니 마음이 가라앉으면서 시스템 오류 같은 기술적인 문제를 의심하게 됐다.

역시나 초대 이메일이 제대로 발송되지 않은 것이었다. 이유를 알게 되니 안도가 됐다. 쉽게 해결할 수 있는 문제였고, 실제로 해결했다고 생각했다. 하지만 나중에 어깨가 뭉치고 가벼운 두통이 온 것을 느꼈

> 다. 내 몸은 아직 문제가 해결됐음을 받아들이지 못한 것이다.
> 머리로는 감정이 사라졌다고 느꼈지만, 몸은 여전히 처음의 두려움과 거부당했다는 생각에 사로잡혀 있었다. 몸은 여전히 5점 정도의 불안을 느끼고 있었다. 나는 감정을 더 다뤄야 한다는 것을 깨달았다. 아직 내게 남아 있는 거부당했다는 생각을, 지금 바로 해결해야 했다. 생각 비우기와 두드리기로 감정을 완전히 해소하고 0점으로 만들었다.
> 이처럼 감정에 점수를 매기면 막연하고 불분명했을 감정을 더 체계적으로 다룰 수 있다. 배고픔 지수처럼 감정 강도도 주관적이다. 하지만 점차 정확한 숫자는 중요하지 않다는 것을 알게 된다. 감정 처리에 이러한 방법이 효과가 있고, 실제로 그 강도가 줄어드는 것을 확인하는 게 더 중요하다.

감정을 날려버리길 좋아한다. 하지만 일반적인 신체 활동만이 감정 해소에 도움되는 건 아니다.

'움직임 표현'은 몸을 움직여 감정을 풀어내는 방법이다. 춤과 비슷하지만, 춤을 좋아하지 않는 사람도 충분히 할 수 있다! 먼저 다루고 싶은 감정과 어울리는 음악을 고른다. 화가 났다면 빠르고 강한 음악을, 슬프다면 부드럽고 서정적인 음악을 틀어보자. 그리고 그때 느끼는 대로 음악에 맞춰 몸을 움직인다. 앉아서도, 서서도, 누워서도 괜찮다. 눈을 감고 음악과 감정에 완전히 몰입해도 좋다. 타인의 시선이 의식된다면 혼자만의 공간에서 문을 닫고 해보자. 나도 다른 사람들 앞에서는 해본 적이 없다.

이때 뇌는 '내가 얼마나 우스꽝스럽고 바보 같아 보일까' 하고 판단하려 들 수 있다. 내 뇌도 그랬다! 이러한 생각이 들면 나는 곧바로 그 생각의 흐름을 끊고 '말은 그만!'이라고 생각한다. 그저 음악에 맞춰 몸을 움직이며 감정이 흘러나가게 두면 된다. 내 행동을 평가하는 생각은 도움도 안 되고 반갑지도 않다. '그만!'이라고 생각하면 지금 하는 움직임에만 집중할 수 있다. 한두 곡만 들으며 움직여도 감정 강도가 눈에 띄게 낮아지는 것을 자주 경험한다.

몸 떨기로 스트레스 해소하기

동물은 긴장과 스트레스를 해소하기 위해 몸을 흔들거나 떤다. 어린아이들도 매우 놀랐을 때 이런 반응을 보인다. 하지만 어른이 되면서 이런 본능적인 행동은 사회적으로 부적절하니 참아야 한다고 배운다. 데이비드 버셀리 박사는 '긴장과 트라우마 해소 운동Tension and Trauma Releasing Exercises, TRE'의 일환으로 '신경성 떨기neurogenic tremoring'라는 개념을 제시했다. 그는 발끝에서 시작해 위로 올라가며 근육을 늘였다가 '떨어내는' 방법을 가르친다.

단순히 몸을 떠는 것만으로도 충분한 효과가 있다. 그저 몸을 멋대로 흔들어주면 된다. 크게 움직여도 좋고 작게 움직여도 좋다. 빠르게 할 수도 있고 천천히 할 수도 있다. 팔다리만 흔들거나 온몸을 흔들어도 된다. 혼자 있을 때 시도해보자. 필요하다면 화장실에서라도 할 수 있다. 대부분은 3~5분만 해도 큰 효과를 느낀다. 스트레스 호르몬이 넘칠 때는 어디서든 몸을 '떨어내기'로 해소할 수 있다. 테일러 스위프트의 말이 맞았다!(테일러 스위프트가 2014년에 내놓은 히트곡 'Shake It Off'는 부정적인 것을 '털어내자'는 메시지를 담고 있다—편집주).

명상으로 마음 다스리기

　명상에 대한 반응은 사람마다 다르다. 익숙해지는 데 시간이 걸리는 것이 사실이다. 처음부터 편하게 받아들이는 사람이 있는가 하면, 고요함 속에서 불편함을 느끼는 사람도 있다. 하지만 명상법은 매우 다양해서 누구나 자신에게 맞는 방법을 찾을 수 있다.

　보통 명상하면 바닥에 앉아 촛불을 켜고 잔잔한 음악을 들으며 정신없이 움직이는 마음을 잡으려 애쓰는 모습을 떠올린다. 하지만 명상이 꼭 그런 것만은 아니다. 다양한 명상 가이드와 영상이 넘쳐난다. 다운로드나 CD, 비디오, 앱 등 형태도 다양하다. 현재 가장 인기 있는 명상 앱은 "헤드스페이스Headspace"와 "인사이트 타이머Insight Timer"다. 이 앱들은 숙면, 자존감, 관계 개선, 스트레스 해소 등 여러 주제를 다루어 그때그때 필요한 부분에 집중할 수 있게 돕는다.

　명상 강좌, 워크숍, 관련 서적도 많이 나와 있다. 아직 명상이 낯설다면 여러 방법을 시도해보자. 꾸준히 명상을 하면 혈압이 내려가고 감정 억압으로 인한 스트레스 증상이 줄어든다. 스트레스를 음식으로 달래는 습관에서 벗어나고 싶다면 명상이 좋은 대안이 된다.

호흡 요법

　여기서 말하는 '호흡 요법'은 단순한 심호흡과는 다르다. 심호흡도 감정 해소에 도움이 되지만, 호흡 요법은 전문가의 안내에 따라 콧구멍 교대 호흡, 구강 호흡, 호흡 멈춤 등의 기법으로 의식적으로 호흡의 속도와 깊이를 조절하는 방법이다.

전문가의 지도가 필요한 이유는 의도적인 과호흡이 포함되기 때문이다. 올바른 훈련과 안전한 방법을 모른 채 시도하면 위험할 수 있다. 제대로 하면 스트레스가 줄고 기분이 좋아지며, 몸에 에너지가 흐르고 감정이 해소되기 때문에 혈액 순환도 좋아진다. 호흡 요법은 지속 가능한 다이어트의 핵심인 '심신의 연결'을 강화한다. 많은 사람이 호흡 요법으로 활력을 얻었다고 말한다. 걱정이 사라지고 긍정적인 기분을 느끼게 된다는 이야기도 많다.

하지만 주의해야 할 사항이 있다. 심장 부정맥·간질·조절되지 않는 고혈압·심장마비 병력이 있는 사람은 절대 시도하지 말아야 한다. 임신 중에도 피해야 한다. 스콧 슈웬크scottschwenk.com나 사만다 스켈리pausebreathwork.com의 웹사이트 속 가이드를 참고해 시작해보자. 호흡 요법에는 다양한 기법과 스타일이 있으니 자신에게 맞는 전문가를 찾아보자.

고통, 피하지 말고 마주하라

이혼의 아픔, 상실의 슬픔, 트라우마, 큰 실망 같은 견디기 힘든 경험은 인간으로서 피할 수 없는 일이다. 이런 상황에서 느끼는 감정은 앞서 말한 90초 법칙으로는 해소되지 않는 경우가 많다. 이러한 고통을 제대로 다루지 않으면 계속 마음속에 남아 있게 된다. 하지만 이때 억지로 감정을 이해하거나 머리로 분석하려 애쓸 필요는 없다. 어떤 생각이 이런 고통을 만드는지 당장 알 필요도 없다. 대신 그 감정 자체에 집중하고 기꺼이 느껴보는 연습을 하자.

시간이 지나면서 자연스럽게 어떤 생각이 고통을 불러일으키는지 알 수 있다. 서두를 필요는 없다. 고통스러운 생각을 발견하면 좋은 생각으로 빨리 바꾸고 싶어진다. 하지만 그전에 잠시 멈춰서, 지금의 생각과 감정이 어떻게 이런 고통스러운 경험을 만드는지 깊이 이해할 필요가 있다. 이런 고통스러운 경험과 감정을 극복하는 좋은 방법을 소개한다. 코치나 상담사, 신뢰할 수 있는 친구와 함께 해결해나가는 것도 도움이 된다.

▶ **고통을 인정하자.** "나는 고통을 처리하고 있다"라는 말을 마음속으로 또는 소리 내어 반복하면 도움이 된다. 고통을 해결하려 하지 말고 있는 그대로 두자.

▶ **감정을 피하고 싶은지 알아보자.** 감정을 피하거나 저항하고 싶은 마음이 든다면 그 욕구를 말로 표현해보자. 음식이나 술 등 다른 것으로 감정을 누르고 싶다면 그 부분도 적어두자. 그리고 이렇게 생각하자. "그런 행동은 도움이 되지 않아. 오히려 상황을 악화시킬 뿐이야." 이런 과정이 살아가면서 겪는 자연스러운 일임을 기억하자.

▶ **고통과 함께하며 관찰하자.** 하루 정도는 고통스러운 감정이 함께하도록 두자. 무겁고 불편하게 느껴질 수 있고, 숨쉬기도 힘들 수 있다. 괜찮다. 이런 느낌에 저항하고 있지는 않은지 살피고, 그 저항을 놓아보자.

▶ **생각을 적어보자.** 감정을 있는 그대로 두면 어떤 생각이 그 감정을 만드는지 알 수 있다. 금방 알 수도 있고 시간이 걸릴 수도 있다. 떠오르는 생각을 모두 적어보자. 이 단계를 건너뛰지 않는다. 한두 가지 생각이 떠오를 수도, 홍수처럼 밀려올 수도 있다. 모두 괜찮다. 머릿속 생각을 종이에 쏟아내자. 어떤 감정이 나와도 받아들이고, 천천히 모든 것을 펼쳐보자.

▶ **생각의 고리를 살펴보자.** 마음의 준비가 되면 이런 생각들이 서로 어떻게 연결되어 있는지 차근차근 살펴보자. 찾을 수 있는 생각을 최대한 많이 떠올리며 다음을 질문하자.
- 이런 생각을 하면 어떤 감정이 드는가?
- 그 감정 때문에 무엇을 하거나 하지 못하게 되는가?
- 그런 행동은 내 삶에 어떤 결과를 가져오는가?

▶ **새로운 관점을 찾아보자.** 시간을 두고 기다리면 고통에서 벗어날 가능성이 보이기 시작한다. 준비가 되면 언제든 시작할 수 있다. 고통스러운 생각을 내려놓으면 같은 상황에서도 다른 생각을 선택해 다른 감정을 느낄 수 있다. '이건 나 자신과 더 깊은 관계를 만들 기회야.' '있는 그대로의 나를 받아들이자.' '이 경험이 곧 나는 아니야. 지금 이대로 온전하고 가치 있는 존재야.' '마음이 고통을 만들 수 있다면, 평화로움도 만들 수 있어.' 이런 생각들이 도움이 된다.

▶ **고통을 만드는 것은 나 자신임을 인정하자.** 고통에서 벗어나려

면 그 고통이 자기 생각에서 비롯된다는 것을 인정해야 한다. 아직 그럴 준비가 안 됐다면 서두르지 말자. 시간이 얼마나 걸려도 괜찮다. 언젠가는 고통에서 벗어날 준비가 됐음을 알게 될 것이다.

몸에 새겨진 기억 처리하기: 트라우마 치유

체중과 폭식 문제로 힘들어하는 이들의 이면에는 대개 트라우마가 자리 잡고 있다. 해결되지 않은 트라우마는 다이어트 성공을 방해하므로, 지속 가능한 체중 감량을 위해서는 반드시 트라우마를 치유해야 한다. 처리되지 않은 트라우마는 뇌의 자원을 크게 소모하게 만든다.

한 고객은 이런 말을 했다. "처음 1, 2주는 계획대로 잘 되다가도 그 이후엔 늘 실패하게 됩니다." 다이어트 실패는 필연이 아니라고 말하자 그는 섭식 문제가 시작된 과거의 이야기를 털어놓았다. 십대 시절 당한 성폭력을 누구에게도 말하지 못했고, 제대로 해결하지도 못했다는 것이다. 이제야 그의 체중 문제의 근원이 분명해졌다. 해결되지 않은 큰 트라우마를 안고서는 체중 감량에 집중하기가 불가능하다. 특히 어린 시절의 트라우마는 제대로 처리됐는지 추후 점검이 필요하다. 사람들은 과거의 일이 현재와 무관하다고 믿고 싶어 하고, 그것을 다시 들춰내는 게 의미 있는지 의문을 품기도 한다. 하지만 트라우마는 여전히 몸에 남아 부정적인 영향을 미치므로 이를 해소하는 과정은 꼭 필요하다.

트라우마가 몸에 머무는 기간은 감정을 처리하느냐 회피하느냐에 따라 달라진다. 많은 이가 음식이나 음주로 이런 감정을 피할 수 있다고 생각한다. 일시적 안도감과 감정 회피는 음식이나 술에 의존하는 패턴을 만든다. 이런 상태에서 밀가루와 설탕을 제한하고 배고플 때만 먹으려 하면 억눌린 감정이 표면화될 수 있다. 이것이 불안하게 느껴지면, 아무리 계획을 지키고 싶어도 정서적 안정을 위해 다시 음식에 의존하게 된다. 트라우마는 안정감과 자아 정체성을 약화해 자존감을 낮춘다. 지속 가능한 다이어트의 핵심은 자신과의 관계와 자아상이다. 자신을 조건 없이 사랑하고 수용하며 연민을 느끼기 어렵다면, 이는 미해결된 트라우마 때문일 수 있다.

타인을 기쁘게 하려는 지나친 노력도 전형적인 트라우마 반응이다. 스스로를 변화시키려 노력하면서도 여전히 다른 사람의 인정을 바라는 것 역시 트라우마에서 비롯한다. 트라우마 경험자는 갈등 상황에서 상대방의 기분을 달래고 요구를 우선시하며 어떻게든 갈등을 피하려 한다. 이런 '비위 맞추기' 반응은 해당 인물과 떨어져 있을 때도 습관적으로 나타나 정체성을 흐린다. 경험의 심각성이나 충격 정도를 판단하는 것은 의미가 없다. 중요한 것은 그 기억이 현재도 감정적 반응을 일으키는지 여부다. 만약 그렇다면 내면에 쌓인 오래된 감정의 거미줄을 걷어내야 한다. 감정 처리 기술을 익히면 점진적인 개선이 가능하다.

과거 심리학계는 트라우마 치료법으로 대화 치료법을 주로 활용했다. 하지만 많은 이가 과거 회상을 꺼렸고, 효과도 제한적이었다. 최근 연구들은 트라우마가 "신체에 저장된다"는 점을 보여준다. 따라서 대화 치료가 효과를 보려면 적절한 접근법이 필요하다. 베셀 반데어 콜크의 『몸은 기억한다』는 신체-정신 트라우마의 연관성을 다룬 흥미로운 참고서다. 현대 심리학자와 정신의학자들은 더 효과적인 트라우마 치료법을 개발했다. 주요 방법은 다음과 같다.

EMDR 치료

안구운동 민감소실 및 재처리 요법Eye Movement Desensitization and Reprocessing, EMDR은 트라우마 치료에 효과가 입증된 증거 기반 치료법이다. 1980년대 프란신 셔피로Francine Shapiro 박사는 공원 산책 중 우연히 불편한 생각이 사라지는 현상을 발견했다. 이후 실험을 통해 빠른 안구 운동이 부정적 사고를 감소시킨다는 사실을 확인했다. 이를 바탕으로 외상 후 스트레스 장애PTSD 환자들을 위한 새로운 트라우마 치료법을 개발했다. 이 방법은 트라우마를 직접 이야기하는 대신, 눈 움직임과 신체 자극, 소리 등을 활용해 기억을 재처리하고 현재에 집중하도록 돕는다.

EMDR은 스트레스나 트라우마로 인한 '싸움fight, 도피flight, 멈춤freeze, 비굴fawn' 반응의 순환을 끊는다. 이를 통해 뇌는 과거의 사건을 현재와 분리하고, 지금 이 순간의 안전함을 인식하게 된다. 이 치료법은 기존의 장기 심리치료보다 빠른 효과를 보인다. 또한 치료 과정에서 트라우마 경험을 상세히 구술할 필요가 없다는 장점이 있다. 대신 그 기억과 관련된 생각·감정·신념을 다루고, 신체 감각을 탐색하며, 심상과 양방향 자극을 통해 기억을 둔감화한다. 더불어 긍정적 기억을 강화하는 데도 효과적이다. EMDR 전문 치료사를 찾으려면 emdr.com의 '의사 찾기' 서비스를 이용하면 된다(국내에서는 '서울 EMDR 트라우마 센터' 등 여러 기관에서 EMDR을 실시하고 있다—옮긴이).

신체 중심 치료

신체 중심 치료Somatic Experiencing는 PTSD와 트라우마 치료를 위해 피터 레빈 박사가 개발한 방법이다. '소마틱'은 '몸의'라는 의미로, 레빈 박사는 어린 시절 트라우마를 치유하는 과정에서 이 치료법을 연구하기 시작했다. 레빈 박사는 "치유란 기억을 회복하거나 사고방식을 바꾸는 게 아니라, 감정과 신념, 습관적 행동 기저에 있는 신체 감각을 탐구하는 것"이라고 설명한다.

이 치료법은 EMDR과 마찬가지로 트라우마 경험을 상세히 말하지 않아도 된다. 대신 트라우마로 인한 '무력감'과 '압도적 긴장'을 새로운 신체 경험으로 대체해 트라우마의 신체적 영향을 해소하는 것이 목표다. 레빈의 연구에 따르면, 우리 몸은 트라우마를 막으려고 오히려 그 기억을 계속 떠올린다.

이 과정에서 신경계가 혼란을 겪으면서 몸에 쌓인 긴장을 풀지 못하게 된다. 이 억눌린 에너지는 불안과 분노로 표출되어 수면장애·소화불량·고혈압·면역력 저하 등 다양한 건강 문제를 유발한다. 이 치료법은 동서양의 지혜를 접목해 스트레스 상황에서 나타나는 몸의 반응을 알아차리고, 안전한 공간에서 천천히 트라우마를 풀어내며 건강한 방식으로 대응하는 법을 가르쳐준다. 자세한 정보와 전문가 상담은 traumahealing.org에서 확인할 수 있다.

감정을 인정할 때, 진정으로 회복된다

긍정적인 면을 찾고 부정적 생각을 개선하려는 노력은 충분한 가치가 있다. 하지만 모든 상황에서 무조건 긍정적이어야 한다는 '위험한 긍정성'에도 함정이 있음을 주의해야 한다. 힘든 일을 겪고 있다고 말하면 주변에서 "그런 걸로 우울해하지 마", "네가 받은 복을 생각해봐"라며 위로하려 한다. 좋은 뜻이지만 이런 말은 오히려 감정을 숨기게 만든다. 누구나 항상 행복할 순 없고, 자기 감정을 있는 그대로 마주할 시간이 필요하다.

긍정적 사고만으로는 문제가 해결되지 않는다. 우울함을 느끼는 것은 자연스러운 일이다. 인간의 감정은 보통 긍정과 부정이 균형을 이룬다. 부정적 감정 때문에 자책할 필요는 없다. 그 감정을 인정하고, 모든 게 좋은 척할 필요도 없다. 타인의 기대나 속도에 맞춰 무언가를 억지로 극복할 필요는 없다. 어려움을 이겨내는 데는 시간이 필요하고, 여러 작은 단계를 거쳐야 한다.

자기 이해와 문제 해결을 위해 노력할 때, 모두에게 통하는 단 하나의 방법은 없다는 점을 기억하자. 다른 사람에게 효과적인 방법이 나에게는 맞지 않을 수 있고, 오늘 도움을 준 방법이 내일은 효과가 없을 수도 있다. 자신에게 맞는 방법을 찾을 때까지 계속 시도해야 한다. 그래야 감정을 달래기 위해 음식에 의존하는 습관을 고칠 수 있다.

10장

평생 지속 가능한
다이어트 전략

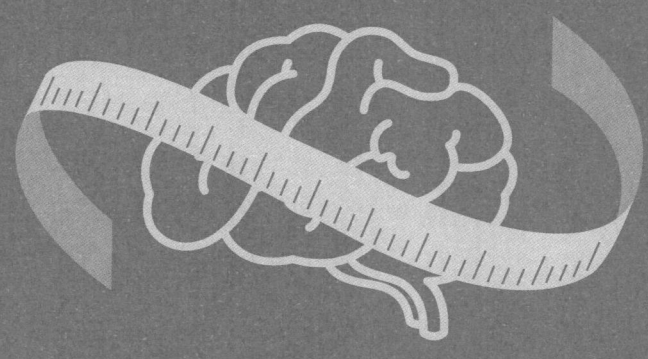

우리가 실천하는 다이어트는 대부분 불편한 경험으로 남아 있다. 그래서 목표 체중에 빨리 도달해 이 "고통스러운 과정"을 끝내고 일상으로 돌아가길 바라는 게 기본이다.

이전에는 목표 체중을 달성하면 다시 살찌지 않기 위해 정기적으로 모임을 참석하고, 꾸준히 체중을 측정하겠다고 다짐했다. 하지만 한 번 모임을 거르고 식사 관리가 조금만 느슨해져도 금세 살이 불었다. 모임 참석비가 부담되자 "약간의 체중 증가는 괜찮아", "목표보다 조금 더 나가도 행복할 수 있어"라며 자신을 합리화했다. 결과는 뻔했다. 몇 주 만에 체중이 다시 늘어 큰 옷마저 꽉 끼는 몸이 되었다. 그런데도 문제없는 척했다. 자기기만이 이토록 강력하다니!

과거를 돌아보면 하나의 목표 달성 후에는 늘 새로운 도전이 기다린다. 학년이 올라가면 새로운 공부가, 임신과 출산 후에는 육아라는 과제가, 승진 후에는 리더십이라는 숙제가 찾아온다. 그렇다면 왜 체중 관리만은 목표 달성 후 영원히 신경 쓰지 않아도 되길 바랄까? 우리는 목표 체중 도달에만 집중할 뿐, 그 방법이 평생 지속 가능한지는 고민하지 않는다.

　지금의 성공적인 다이어트에 이르기까지 시도했던 모든 방법은 한시적이고 극단적이어서 평생 이어갈 수 없는 것들이었다. 그저 일시적 수단일 뿐, 그렇게 계속 먹지는 않으리라 생각했다. 날씬해지면 감정적 식사도 사라질 거라 믿었다. 수많은 실패 사례에도 불구하고 말이다. "날씬한 달콤함이 최고"라는 말은 감정적 식사를 하는 사람에게는 통하지 않는다. 목표 체중 달성은 황홀한 경험이지만, 그다음엔 유지라는 새로운 과제가 기다린다. 체중 유지는 감량과는 다른 기술과 도구가 필요한 완전히 새로운 도전이다. 많은 사람이 이 단계에서 어려움을 겪는데, 이는 다이어트 업계가 감량에만 초점을 맞추기 때문이다. 목표 달성을 위해 투자한 시간과 노력을 지키려면 체중 유지가 핵심이다.

유지관리 마인드셋:
지속 가능한 습관 만들기

　체중 유지에 관해 이야기하면 사람들은 보통 두 가지 반응을 보인다. "그렇게 오래 참아내기 너무 힘들 것 같아요. 과식하지 않고 평생을 어떻게 살죠?"라거나 "드디어 고비는 넘겼네요! 이제부터는 쭉 편할 거예요!"이다. 내 생각과 태도가 실제 경험을 만들어내기 때문에, 이 두 예측 중 하나는 현실이 된다. 하지만 대개는 그 중간 어딘가에 진실이 있다. 특히 체중 감량에서 유지 단계로 넘어갈 때는 마음가짐과 감정 관리에 더 큰 노력이 필요하다.

체중 유지 과정에서 식단 관리에 계속 저항감이 생긴다면, 지금의 방식을 재검토해야 한다. 평생 지속할 수 있는 방식을 찾아야 한다고 강조한 이유가 바로 여기에 있다.

유지 단계에서 식단 관리가 힘들게 느껴진다면, 먼저 식단에 대한 생각부터 살펴보자. 앞으로 5년, 10년 혹은 그 이상 이 방식을 계속해야 한다고 생각하면 어떤 기분이 드는가? 두려움·실망·슬픔·구속감 같은 부정적 감정이 든다면 그 생각을 바꿀 때다. 식단 관리를 영원한 속박으로 보는 부정적 시각부터 바꿔야 한다.

"내 생각이 틀렸다면 어떨까? 이런 식단으로도 즐겁고 행복한 삶을 살 수 있지 않을까?" 하고 자문해보자. 아직은 새로운 관점을 받아들일 준비가 안 됐을 수 있다. 하지만 지금의 생각이 절대적 진실이 아닐 수 있다는 가능성만 열어두자. 식단 관리를 하면서도 충분히 즐겁고 행복할 수 있는 방법을 고민해보자. 식단 제한 없이도 즐거운 일상을 만들 수 있는 방법을 찾아보자.

음식 이외의 즐거움에 집중하려다 보면, 자연스럽게 콘서트를 예매하거나 친구들과의 하이킹 계획을 세우고 있을지도 모른다. 이런 새로운 사고방식을 갖추면 체중 유지는 자연스러운 일상이 된다. 요요 현상을 겪던 과거의 불필요한 드라마에서 벗어나는 셈이다.

이런 생각 정리 후에도 식단 관리가 여전히 부담스럽다면, 상황 변화를 점검해보자. 당신의 생활 패턴이 기존 방식과 더 이상 맞지 않을 수 있다. 이사를 하면서 식사와 관련된 새로운 선택지를 찾아야 할 수도 있고, 주말 가족 식사나 업무상 회식 같은 새로운 상황이 생길 수도 있다. 프로토콜은 융통성 있게 조정 가능한 계획임을 기억하자.

반대로, 너무 낙관적인 태도로 유지 단계를 맞이하면 식단 관리에 느슨해지고, 프로토콜을 소홀히 하게 될 위험이 있다. 목표 체중에 도달했다고 해서 감정적 식사 문제가 해결되는 것은 아니다. "이 정도는 괜찮겠지" 하는 작은 회귀가 반복되면, 곧 '과신이 목표를 망친다'는 악순환에 빠질 수 있다.

과도한 자신감을 조심하라: 체중 유지를 위한 경계선 지키기

체중 감량에 성공한 뒤에는 종종 과도한 자신감이 찾아온다. '이제 완전히 알 것 같아! 이렇게까지 엄격할 필요 없어. 배고픔을 일일이 체크할 필요도 없고, 내가 언제 멈춰야 할지 잘 알아. 식단 계획도 그때그때 세워도 충분해. 이런 규칙들은 이제 필요 없어.' 이런 생각은 의식적일 수도, 무의식적일 수도 있다. 어느 쪽이든 '이제는 완벽하게 지키지 않아도 돼'라고 속삭이는 작은 목소리가 들리기 시작한다. 이러한 목소리가 들린다면 내리막길에 들어선 것이다.

과도한 자신감이 특히 위험한 이유는 처음에는 실제로 잘 풀리기 때문이다. 식단 계획 없이도 2주 정도는 평소처럼 먹고, 체중이나 옷맵시도 변함없이 유지된다. 조금 더 먹어도 눈에 띄는 변화가 없고, 감정 일기를 쓰지 않아도 마음이 잘 정리되는 것 같다.

"이젠 다 해결됐어. 완전히 익숙해졌어." 이런 내면의 속삭임이 곧 과신으로 이어진다. 자신감이 넘치면 계획은 흐트러지고, 그동안 효과 있었던 도구들도 하나둘 손에서 놓이기 시작한다. 감정 관리도 느슨해지며, 몸과 마음은 천천히 예전의 패턴으로 돌아간다. 하지만 문제는 그다음이다. 자기합리화가 시작된다. "별일 아냐. 언제든 돌아갈 수 있어."

뇌는 협상을 시작하고, 당신은 음식에 점점 사로잡힌다. 충동을 다루는 방법을 알면서도 외면하고, 뇌가 원하는 대로 먹으며 그 충동을 더욱 키워간다. 일상이 바빠지면 "잠깐만", "조금만 쉬었다 하자"며 자기도 모르게 옛 식습관으로 돌아간다. 그리고 늘 그렇듯 이렇게 다짐한다. "곧 다시 정상으로 돌아갈 수 있어." 하지만, 점점 돌아오기가 어려워진다.

체중 관리로 고생했던 과거가 떠오르고, 자신을 믿는 마음에도 균열이 생긴다. 한때는 '나는 해낼 수 있다'고 믿었지만, 이젠 그 믿음을 흔드는 작은 실패의 증거들이 차곡차곡 쌓인다.

가장 중요한 건 마음가짐이다. 가끔은 계획 외 음식을 먹고, 휴가 중엔 포만감 지수를 넘기거나, 간식을 자주 먹을 수도 있다. 하지만 그것이 '패턴'이 되어선 안 된다. 일시적 이탈은 누구에게나 있을 수 있다. 문제는 그것이 옛 습관으로 돌아가는 출발점이 되는가, 아니면 한 번의 예외로 끝나는가다.

체중을 유지하고 싶다면, 초기 목표 달성에 도움됐던 핵심 행동들을 계속 실천해야 한다. 지쳤다면 계획을 조금 조정해도 괜찮다. 질병, 수술, 여행 등 상황에 따라 임시 대안을 마련할 수도 있다.

조언하자면, 목표 체중 도달 후 계획을 충분히 다듬은 다음에는 최소 18개월 동안은 철저히 지키자. 이후에 조금 느슨해져도 쉽게 정상으로 돌아올 수 있는지 시험해볼 수 있다.

음식이 더는 삶의 중심이 되지 않도록

음식과 식사 계획에서 완전히 자유로워지는 것이 우리의 목표는 아니다. 이는 건강한 체형을 가진 사람에게조차 현실적인 기대가 아니다. 타고난 날씬한 체형으로 마음껏 먹어도 살이 안 찌는 사람도, 40대 중반이 되면 체중 유지를 위해 식사에 신경 써야 한다. 그 나이에 무엇이든 마음껏 먹으면서도 완벽한 몸매를 유지하는 사람은 없다.

진정한 목표는 식사 자체보다 그것에 들이는 '에너지와 관심'을 줄이는 것이다. 체중 유지의 핵심은 식습관에 대한 지나친 집착 없이, 기본 원칙을 지키며 삶의 다른 중요한 일들에 더 집중할 수 있는 상태에 이르는 것이다. 자신의 식사 패턴을 잘 알고 있어 방심하지 않되, 음식이 더는 삶의 중심이 되지 않는 상태. 이렇게 되면 감정과 마음을 잘 다스리며 평생을 살아갈 수 있다.

그때가 되면 평화로운 경험하게 된다. 음식을 즐기고 매 끼니 충분히 먹되, 과식이나 극심한 배고픔은 없다. 음식은 영양 공급을 위한 것일 뿐 감정 조절이나 지루함 해소, 즐거움 추구의 수단이 아니다. 이상적으로는 식사 관련 생각과 감정, 행동이 자연스러운 배경이 된다. 식사 시작과 중단 시점을 몸이 자동으로 알려주어 배고픔을 일일이 체크할 필요가 없지만, 누군가 물으면 즉시 현재 상태를 파악할 수 있다. 감정적 허기나 강한 충동이 올 수 있지만, 이미 대처법을 알고 있어 바로 실천할 수 있다. 음식과 감정에 갖는 건강한 접근법이 자연스러워지면 더 많은 고민과 노력이 필요 없다. 그렇게 되면 음식에서 자유로워져 새로운 목표와 경험을 향해 나아갈 수 있다.

체중 유지 후 음식 재도입 실험

18개월 동안 체중을 안정적으로 유지했다면, 특정 음식을 계획에 다시 포함하는 실험을 고려해볼 수 있다. 물론 마음껏 먹는 것이 아니라 논리적이고 신중한 방식으로 접근해야 한다. 밀가루나 설탕 섭취를 늘려보거나, 스무디와 주스를 다시 마셔보거나, 무칼로리 감미료를 다시 사용해볼 수 있다. 이런 실험은 한 가지 음식이나 음료를 선택해 구체적인 섭취 계획을 세우는 것이 좋다.

시도 후에는 심리적·신체적 반응을 관찰하자. 활력은 어떻게 변하는지, 음식 욕구는 어떤지, 음식에 관한 생각이 지나치게 많아지지는 않는지 살펴보자. 문제가 없다면 다시 시도해 같은 반응이 나타나는지 확인하자. 이런 체계적인 시도를 통해 해당 음식의 정기적 섭취 여부를 결정할 수 있다.

밀가루나 설탕을 자주 먹을 필요는 없다. 많은 사람은 이러한 음식을 끊은 뒤 몸과 마음이 한결 좋아져 다시 섭취할 생각이 사라졌다고 한다. 당신이 자기 몸 상태를 가장 잘 안다. 비슷한 경험을 했다면 계속 제한하는 것이 최선의 선택일 수 있다. 반면 특정 음식에 여전히 어려움을 겪으면서도 가끔 먹고 그 영향에 대처하는 것이 더 낫다고 느끼는 경우도 있다. "초콜릿 케이크를 먹으면 2~3일간 욕구가 증가하겠지만, 대처법을 알고 있으니 가끔은 즐기는 것도 좋다"는 식의 판단도 충분히 타당하다.

체중 유지를 위해 운동 강도 조절하기

체중 유지 단계에서는 강도 높은 운동에 도전해볼 만하다. 운동이 체중 감량에는 큰 도움이 되지 않지만, 유지에는 효과적이기 때문이다. 근력 운동과 필라테스를 하던 시절, 미니애폴리스 공항에서의 경험이 내 생각을 바꿔놓았다. 비행기가 연착되어 다음 항공편을 놓칠 상황, 나는 남편 매트에게 "뛸 준비 됐어?"라고 묻고 전력 질주를 시작했다. 여행 가방을 끌며 달리기 시작한 지 몇 분만에 숨이 턱까지 차올랐다. 충격적인 경험이었다. '규칙적으로 운동하는데 체력이 이 정도라니!' 그때부터 유산소 운동의 필요성을 절실히 느꼈다.

이제 내게 운동은 자아를 강화하고 감정을 다스리는 일상이 되었다. 깊이 고민하지 않고 몸이 이끄는 대로 따른다. 더 멀리 달리기, 지구력 높이기, 근력 키우기 같은 작은 목표들을 세우고 이를 위한 운동을 선택했다. 일부 고객은 마라톤이나 철인 3종 경기 같은 도전적인 목표를 세우기도 한다. 문제는 없지만, 체중 감량 중에는 격렬한 운동이 오히려 방해가 될 수 있다. 심한 신체 스트레스를 받으면 몸이 지방을 보존하려 들기 때문이다. 그래서 보통 다이어트 중에는 격렬한 운동을 미루라고 조언한다. 목표 체중에 도달한 후에 프로토콜을 지키며 신중하게 접근하면서 한계에 도전하는 즐거움을 누리자.

운동을 매우 싫어해서 시작할 의향이 전혀 없다는 사람도 있다. 이들에게는 자기 몸과 삶에 대한 선택은 스스로 할 수 있다고 말할 수밖에 없다. 만성 통증이나 자가면역질환이 있는 경우 한 블록 걷기도 힘들 수 있다. 땀 흘리는 것이 싫거나, 학창 시절 체육 수업의 불쾌한 기억, 혹은 숨 가쁨에 대한 거부감 등 여러 이유가 있을 수 있다.

하지만 운동과 더 긍정적인 관계를 만들 가능성을 열어두길 권한다. 운동 자체보다는 운동에 대한 생각과 감정이 경험을 좌우한다.

대면이나 온라인 수업, 근력 운동, 체어 요가, 기본 운동(스쿼트, 팔굽혀펴기, 윗몸일으키기), 친구와의 하이킹 등 다양한 시도를 해보자.

체중이 늘기 시작한다면

매일 체중을 재는 것이 좋다. 작은 문제가 더 큰 문제로 발전하기 전에 발견하는 것이 유리하기 때문이다. 편한 옷을 즐겨 입는 사람들이 많다. 신축성 있는 바지나 널찍한 원피스를 입으면 체중이 조금 늘어도 잘 못 느낀다. 정기적으로 체중을 확인하지 않으면 모르는 사이에 체중이 늘어나도 '옷도 잘 맞고 괜찮아 보이니 문제없겠지'라고 넘길 수 있다. 체중이 늘었다는 걸 알면서도 '2킬로그램 정도면 괜찮아. 아직 보기에도 괜찮은걸' 하며 무시할 수도 있다.

이는 개인의 선택이지만 체중 증가는 2킬로그램에서 멈추지 않는다. 모두가 알고 있듯 체중을 줄이는 것보다 현재 체중을 유지하는 게 더 쉽다. 목표 체중에서 2킬로그램 이상 벗어나면 다시 감량을 시작해야 한다는 생각이 부담스러워지기 시작한다. '곧 할 거야. 지금은 힘들어. 적절한 때가 아니야'라고 미루게 된다. 자기 연민에 빠질 수도 있다.

이런 심리적 부담을 피하는 가장 쉬운 방법은 처음부터 체중을 유지하는 것이다. 매일 체중을 재서 변화를 파악하자. 목표 체중의 1.5킬로그램 범위 내에서 움직이는 것이 바람직하다. 염분 섭취나 수분량에 따라 자연스럽게 허용되는 변동폭이기 때문이다. 생리 주기로 인한 체중 변화도 고려해야 한다. 하지만 목표 체중보다 1.5킬

계획을 유연하게 조정하는 실험

나는 식사 계획을 미리 세우고 일일이 기록하는 걸 좋아하지 않는다. 식료품 목록을 작성하는 건 괜찮지만, 매끼니를 기록하는 건 꽤 번거롭다. 내일을 훨씬 수월하게 만들어준다는 걸 알면서도 여전히 귀찮게 느껴진다. 효과는 있지만, 내가 가장 꺼리는 식사 전략 중 하나였다. 그러다 유지기에 들어서면서 "이제 이런 계획, 그만해도 괜찮지 않을까?" 나처럼 기존 전략의 일부를 중단하고 싶다면, 직접 실험해보고 결과를 관찰해보자.

먼저 2주 동안 변화된 상황을 관찰해본다.
- 식단을 따로 계획하지 않아도 규칙적으로 식사하는가?
- 체중은 그대로 유지되는가?
- 음식에 대한 태도나 감정은 예전처럼 안정적인가?
- 머릿속에 슬며시 등장하는 유혹의 목소리는 사라졌는가?

이 기준들을 점검하며, 한 가지 전략을 의도적으로 제외해본다.
- 식사 전 배고픔 점수를 기록하지 않는다
- 밀가루나 설탕이 든 음식을 일정량 다시 먹어본다
- '예외 음식'을 추가하거나 예외 식사 횟수를 늘려본다
- 간헐적 단식 시간을 바꿔본다
- 식사 사이에 간식을 도입해본다

이때 중요한 건, 모든 변화는 '계획된 실험'이어야 한다는 점이다. 어떤 전략을 중단하든, 기본은 같다. 체중이 안정적으로 유지되고 있다면,

> 그 전략을 줄이거나 조정해볼 수 있다. 하지만 변화 후 전반적인 리듬이 흔들린다면, 주저하지 말고 즉시 기존의 효과적인 방법으로 돌아가야 한다. 유지기는 고정된 규칙을 반복하는 시기가 아니라, 자기 몸의 반응을 관찰하고 조절력을 기르는 시기다. 그래서 계획을 줄이거나 바꾸는 것이 '실패'가 아니라, 몸과 뇌의 균형을 더 정교하게 다듬어가는 실험이 되는 것이다.

로그램 이상 늘어난 상태가 4일 이상 계속되면 생각과 식사 패턴의 변화를 점검하고 조정해야 한다. 이렇게 하면 "이제 다시 다이어트를 해야 하다니!"라는 절망감에 빠지는 것을 막을 수 있다.

체중 감량 후, 나만의 축하법 찾기

자, 당신은 목표 체중에 도달했다. 우리 사회는 보통 성취를 축하할 때 푸짐한 식사와 디저트, 술을 즐긴다. 따라서 우리는 이와는 다른 방식으로 성공을 축하해야 한다. 좋은 축하 방법 중 하나는 잠시 멈춰 새로운 몸과 마음을 만드는 데 쏟은 스스로의 노력과 끈기에 감사하는 것이다. 어려운 목표를 이루고도 다음 목표로 서둘러 넘어가느라 성과를 잊기 쉽다. 이때 잠시 여유를 갖고 많은 사람이 꿈꾸는 결과를 이룬 자신을 칭찬하자.

체중이 크게 줄었다면 새 옷이 필요할 수 있다. 많은 여성이 다이어트 중이나 목표 달성 후에도 새 옷 구매를 꺼린다. 더 빼야 할 때는 옷에 돈을 쓰기 싫어한다. 곧 맞지 않을 치수의 옷을 사는 게 낭비로 느껴지기 때문이다. 하지만 기억하자. 지금의 내 몸을 존중하는 가장 좋은 방법 중 하나는, 현재 내 몸에 잘 맞는 옷을 입는 것이다. 비싼 옷이나 많은 옷이 필요하진 않다. 일부 고객은 상태 좋은 옷을 무료로 나눠주기도 한다. 구매처와 관계없이 현재 몸에 잘 맞는지 확인하고, 치수가 안 맞게 되면 기부할지 선물할지 미리 정해두자.

과체중일 때는 맞지 않는 옷을 사기 쉽다. 헐렁하거나 어울리지 않는 옷을 고르곤 한다. "살이 다시 찔 때를 위한" 큰 옷은 반드시 버리자. 이런 옷은 체중 유지를 스스로 믿지 못한다는 메시지를 준다. 미묘하지만 중요한 문제다. 살이 다시 찌더라도 맞는 옷을 입어 자신을 사랑하고 존중한다는 걸 기억하자. 더 큰 옷을 대비용으로 남겨둘 필요는 없다.

목표 달성 후에는 쇼핑을 떠나자. 원하던 옷을 사자. 옷에 관심이 없거나 선택이 어렵다면 주변에 도움을 구하자. 무료 스타일링을 제공하는 백화점도 많다. 체형이 바뀌면 자연스레 스타일도 달라질 수 있다. 새로운 나에게 어울리는 스타일을 찾는 시간은 자존감을 높여주는 중요한 과정이다. 다만 과하게 쇼핑하진 말자. 과소비는 과식, 과음, 과도한 스마트폰 사용처럼 감정을 회피하는 흔한 방법이다. 예산과 감정 사이의 균형이 무너졌다면, 그 안에 어떤 감정이나 생각이 숨어 있는지 관찰해보자. 이미 배운 '생각 비우기'나 '감정 다루기' 도구를 활용하면 자신을 존중하면서도 지속 가능한 소비 습관을 만들 수 있다.

박수가 멈춘 후, 스스로를 응원하는 법

적극적으로 다이어트하면서 성공하면 사람들에게 칭찬을 받는다. 동료들은 "와, 멋지다!"라고 감탄한다. 학교 친구들, 이웃, 가족, 친구 들도 체중 감량을 알아채고 직접 언급하거나 '젊어 보인다', '옷이 잘 어울린다'며 돌려서 칭찬한다. 나처럼 이런 상황이 불편한 사람도 있다. 체중 감량은 개인마다 다른 이유와 과정이 있는 독립적인 여정이다. 내 고객 에스더는 살 빼고 좋아 보인다는 말을 들으면 이상한 기분이 든다고 했다. "외모를 지나치게 의식하게 됐어요. 살 빼기 전에는 사람들이 저를 어떻게 봤을지 궁금해요. 지금이 훨씬 좋아 보인다면 그동안 제 모습을 어떻게 생각했던 걸까요?"

반면 이런 반응에 동기부여를 받는 사람도 있다. 자신도 알고 다른 사람도 알아봐주며 긍정적으로 말해주니까 좋다는 것이다. 특히 좋아하고 존경하는 사람의 피드백은 큰 힘이 된다. 체중 감량 후 관심을 받아서 계속 살을 빼고 싶다는 동기를 얻기도 한다. 그런 관심을 즐기는 게 잘못은 아니다. 다만 언젠가는 그 관심이 사라진다는 걸 알아두자. 처음의 극적인 변화가 지나고 체중이 안정되면 주변의 관심과 칭찬도 자연스레 줄어든다. 진심으로 응원하는 친구가 아니라면 말이다. 칭찬은 좋은 보상이지만 다이어트를 끝까지 이끄는 주된 동기는 아님을 기억하자. 박수가 멈추면 스스로 동기를 유지할 다른 방법을 찾아야 한다.

다이어트 과정을 이어가는 힘은 결국 스스로 만들어야 한다. 외부의 힘은 변하기 쉽고 일시적이다. 내면의 자존감을 만나면 자신이 가장 큰 응원자가 된다. 다른 사람이 대해주길 바라는 방식으로 자신을 대하자. 성취를 인정하고 더디 진행되더라도 자신을 사랑하며 다정하게 대하자. 혼자만의 시간을 즐기는 연습을 하자. 기분 전환을 위해 외부 도움이 꼭 필요한 건 아니다.

유지 관리 시기의 새로운 도전

1년 안에 체중을 감량했다면 유지 단계에서 계절별로 새로운 과제를 만난다. 프로토콜을 실천하는 동안 추수감사절, 자녀 생일, 여름 방학 같은 특별한 시기를 겪지 않았다면 이제 새로운 도전이 시작된다. 따뜻한 계절에는 활발한 야외 활동으로 체중이 줄었지만, 겨울엔 실내 생활이 늘어나 간식을 더 자주 찾게 될 수 있다.

내가 마지막 다이어트를 시작한 것은 연말 전이었다. 그해 연말이 다가올 때는 자신만만했다. 어머니가 손수 구운 독일식 크리스마스 쿠키를 큰 통에 담아 보내주시기 전까지는. 어머니의 쿠키는 동네에서 유명했다. 어린 시절 방과 후에 어머니와 함께 쿠키를 구웠던 특별하고 맛있는 추억이 많았다.

핼러윈과 추수감사절도 잘 넘기고 음식 욕구도 통제되고 있다고 생각할 때 쿠키 한 통이 도착했다. 바로 지하실로 옮겨두었지만, 그 작고 달콤한 과자가 들어온 순간 디저트를 향한 강한 욕구가 되살아났다. 머릿속에서 음식에 관한 속삭임이 다시 시작됐고, 지하실의 쿠키가 먹어보라며 손짓하는 것 같았다.

'재미있네. 이런 경험은 이제 더 이상 없을 줄 알았는데'라는 생각이 들었다. 하지만 곰곰이 돌이켜보니 이 쿠키는 어린 시절부터 매년 즐겨왔던 것이었다. 일 년에 한 번만 맛볼 수 있는 특별한 것이라 더욱 중요하게 느껴졌다. 나는 레시피도 알고 있었다. 원하면 언제든 구울 수 있었지만 실제로는 한 번도 구워보지 않았다. 눈앞에 나타나기 전까진 그 쿠키가 필요하지 않았다. 그런데도 뇌는 계속 재촉했다. '한 입만 먹어봐.' 그리고 나에게 '한 입'은 '아주 많이'를 의미했다. 이 쿠키를 과식했던 경험이 있기 때문이다.

이 충동과 싸우는 대신 그것이 일으키는 생각과 감정을 그대로 느껴보기로 했다. 충동을 인정하고 다루면서 과식하지 않고 먹을 계획을 세웠다. 쿠키를 먹을 때는 아껴가며 한 입 한 입 최대한 즐기며 음미했다. 이 경험에서 많이 배웠다. 귀한 음식이나 제철 음식에 대

체중 유지, 끝이 아닌 새로운 시작

체중 유지 단계에 들어서면서 쿠키 사건을 통해 나는 여전히 음식에 대한 욕망에서 자유롭지 않다는 것을 깨달았다. 이후로도 몇 년간 비슷한 경험이 이어졌다. 특정 음식을 지나치게 갈망하고 그 생각과 씨름해야 했다.

유지 단계에서는 이런 내면의 작업도 끝나길 바랐다. 하지만 삶에서는 늘 새로운 일이 생기고, 인간은 불완전하며 원치 않는 상황도 맞닥뜨린다. 빨래를 모두 끝내고 깔끔하게 정리해두면 더는 하지 않길 바라듯, 음식과의 갈등도 완전히 끝내고 싶다. 그러나 빨랫감이 끊임없이 쌓이는 것처럼 음식과 식사에 관한 도전도 계속 이어진다.

매일 입은 옷이 더러워지듯 다뤄야 할 생각도 계속 생긴다. 체중 유지에는 끝이 없지만, 이를 일상의 무거운 짐처럼 여길 필요는 없다.

한 강한 욕구도 같은 방식으로 대처할 수 있었다. 경험을 통해 배우고 지식과 기술을 쌓으면 새로운 도전도 더 쉽게 극복할 수 있다.

내가 줄 수 있는 가장 중요한 조언은 "음식은 그저 음식일 뿐"이라는 것이다. 음식은 그저 존재할 뿐, 당신을 통제하지 못한다. 음식이 당신에게 먹으라고 지시할 순 없다. 음식에 지배당한다고 느끼는 건 내 마음이고, 그렇다면 음식에서 평화와 자유를 느끼게 하는 것도 내 마음이다. 통제력을 되찾는 연습을 많이 할수록 모든 음식과 더 편안한 관계를 맺을 수 있다.

자신을 다정하게 대하자

가장 중요한 것은 체중이 늘 일정하지 않다고 해서 당황하거나 앞으로 영원히 다이어트가 불가능하다고 단정 짓지 않는 것이다. 성인 시기 내내 목표 체중에서 1.5킬로그램 범위 안에서만 유지하는 사람은 없다. 원하는 범위를 벗어날 수 있지만 그렇다고 화내거나 자책할 이유는 없다. 이는 단지 이미 효과가 입증된 방법으로 돌아가 다시 실천할 때라는 신호일 뿐이다. 자신을 따뜻하게 대하면서 정상 궤도로 되돌아가면 된다.

11장

밝은 미래

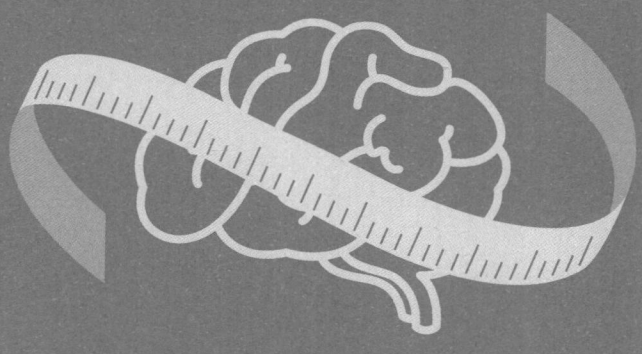

당신의 새로운 미래를 환영한다. 체중 감량은 단순히 체중계 숫자나 옷맵시를 넘어 삶 전체를 변화시킨다. 몸이 한결 가벼워지고 숙면을 취할 수 있으며 활력도 높아진다. 나는 살을 빼고 나서 수십 년간 시달렸던 소화기 질환이 사라져 오랫동안 복용하던 약을 중단할 수 있었다. 내 고객들은 주로 체형 변화보다 사고방식의 변화에 더 놀라고 기뻐한다. 데니스는 말했다. "인간관계도 개선되고 업무 능력도 크게 향상됐어요. 생각을 바꿀 수 있다는 걸 알게 되자 모든 것이 달라졌죠."

이런 이야기를 들을 때마다 큰 보람을 느낀다. 우리가 하는 일의 진정한 가치는 단순한 신체 변화가 아닌 사고방식의 전환이라는 걸 다시 한번 확인하기 때문이다. 자신을 더 사랑하고 자비롭게 대하며, 일상에 감사하게 되면서 삶의 질이 전반적으로 향상된다. 과거에 자신을 제약했던 한계가 모두 허상이었다는 것도 깨닫는다. 체중을 감량할 수 없을 거라고 여기던 때가 있었지만, 성공을 경험하고 나면 '내가 또 어떤 일을 과소평가하고 있을까?'라고 자문하게 된다.

다이어트가 바꿀 수 있는 것과 바꿀 수 없는 것

체중 감량이 모든 문제를 해결할 것이라는 기대와 달리, 실제로는 그렇지 않아 실망하는 경우도 있다. 한 고객은 이렇게 말했다. "살을 빼면 남편과의 관계가 더 친밀해질 거라 기대했는데… 실제로는 달라지지 않았어요." 각자의 경험은 다르다. 어떤 이는 체중 감량 후 성욕이 매우 증가했지만, 다른 이는 특별한 변화를 느끼지 못했다. 자신감이 높아지고 더 활발해졌다는 사람이 있는가 하면, 체형 변화 외에는 큰 차이를 못 느끼는 사람도 있다. 거울에 비친 날씬한 모습이 낯설게 느껴진다. 이는 뇌가 종종 새로운 자아상을 받아들이기를 거부하기 때문이다.

미디어는 유명인의 체중 변화를 집요하게 추적하며 이를 근거로 그들을 평가한다. 2011년 배우 조나 힐이 급격히 살을 뺐을 때, 미디어는 그의 감량 수치(그는 시작 체중을 모른다고 했다), 방법과 이유(건강을 위해서라고 답했다), 운동 루틴(운동과는 무관하다고 했다)만 파고들었다. 심지어 날씬해져서 더는 코미디언으로서 매력이 없을 것이라는 터무니없는 추측까지 했다. '날씬한' 코미디언은 존 캔디John Candy(《나 홀로 집에》의 뚱뚱한 악단 단원 역—편집주)나 크리스 팰리Chris Farley(미국 코미디 프로그램 〈새터데이 나이트 라이브〉의 통통한 코미디언—편집주)처럼 웃기지 못할 거라는 편견이 많다. 실제로 많은 코미디언과 배우가 체형을 개그 소재로 활용하기에, 이 이미지를 버리면 경력에 타격을 입을 수도 있다.

조나 힐은 체중 변화에 대해 열린 태도를 보였다. 체중이 약간 늘자 타블로이드지들은 즉시 해변에서 몰래 찍은 불쾌한 사진을 게재했다. 2021년 그는 인스타그램에 글을 올렸다. "30대 중반까지 가족이나 친구들 앞에서조차 수영장에서 윗옷을 벗지 못했다. 언론이 내 몸을 공개적으로 조롱하며 어린 시절의 불안감을 키우지 않았다면, 더 일찍 자신감을 가질 수 있었을 것이다." 이제는 언론의 스토킹이나 자극적인 기사에 더는 상처받지 않는다고 했다. 자신을 사랑하고 인정하는 법을 배웠기 때문이다. 그는 수영장에서 윗옷을 벗지 못하는 아이들에게 메시지를 남겼다. "마음껏 즐기렴. 너희는 멋지고 대단하며 완벽해. 사랑한다."

힐처럼 대중의 감시를 받지는 않지만, 여전히 많은 이가 체중을 정체성 중 하나로 여긴다. 어떤 이는 '푸근한 엄마' 이미지를 소중히 여기며, 체중이 줄면 주변 사람들이 덜 다정하게 느끼거나, 거리감을 둘까 봐 두려워한다. 다이어트 결심을 말하면 친구들이 자신을 얄팍하게 보거나 연애 목적으로 오해할까 봐 걱정하기도 한다. 이런 자기 판단과 걱정이 우리의 발목을 잡는다.

살을 뺐을 때 어떤 변화가 일어날지, 그 기대가 현실적인지 점검해보자. 정서적 욕구를 음식으로 채우지 말아야 하듯, 다이어트가 삶을 완전히 바꿔줄 거란 기대도 하지 말아야 한다. 다음과 같은 생각을 하고 있지는 않은지 살펴보자.

> 살을 빼면 모두가 나에게 관심을 보일 거야. 직장에서도 무시당하지 않을 거야. 5년간 짝사랑한 사람이 드디어 데이트를 신청하겠지. 매일 스키니진도 입고, 더는 우울해지지 않을 거야. 학창 시절의 괴로운 기억도 사라질 거야. 부끄러움도 없어지고 외향적으로 변할 거야. 모든 게 나아질 거야!

이런 기대를 품고 있다면, 현실은 상상과 다를 수 있다는 점을 하루빨리 인정해야 한다. 체중 감량이 성격이나 환경까지 바꿔놓긴 어렵다. 건강은 개선되겠지만 확실한 것은 체중이 줄어든다는 점뿐이다. 나머지는 모두 생각과 감정에서 비롯된다. 지금 체중과 관계없이 자신을 긍정적으로 바라보기로 선택할 수 있다. 신체 변화는 그 선택에 따르는 추가적인 혜택일 뿐이다.

다이어트가 삶을 전혀 바꾸지 않는다는 뜻은 아니다. 하지만 진짜 변화는 체중 감량 그 자체가 아니라, 그 과정을 통해 '자신을 어떻게 대하고, 상황에 어떻게 반응하느냐'에 달려 있다. 45킬로그램을 빼도 계속 집에만 있는다면 사회생활은 나아지지 않는다. 하지만 다이어트를 계기로 삶의 다른 영역도 개선하려 한다면 전반적인 만족도가 크게 높아질 것이다.

실제 행복은 사고방식의 변화에서 온다. 의사 일을 그만두고 싶었던 사람이 다시 일에 대한 열정을 찾고, 인간관계가 개선되어 더 깊은 유대감을 느끼며, 마침내 원하던 삶을 살게 됐다고 말한다. 놀라운 변화 아닌가? 식습관 개선도 중요하지만, 삶의 질을 높이는 변화는 스스로 만들어가야 한다.

체중 감량 경험 공유하기

체중 감량에 성공하면 그 방법을 알려달라는 요청을 받는다. "대단해요! 어떻게 하신 거예요?"라고 직접 묻는 사람도 있고, 우회적으로 자세한 방법을 알고 싶어하는 사람도 있다. 다이어트 경험을

살은 뺐는데, 늘어난 피부는…?

과도한 체중 감량 후에는 피부가 늘어지거나 처질 수 있다. 사람에 따라 크게 신경 쓰지 않을 수도 있지만, 외관상 불편하거나 신체적으로 불쾌감을 느끼는 경우도 적지 않다. 특히 많은 여성들이 늘어진 피부 때문에 땀이 차거나 피부가 쓸려 상처가 나는 등의 불편함을 호소한다. 감염이 생기기도 하고, 옷이 제대로 맞지 않아 일상생활에 제약을 겪는 경우도 있다.

피부가 늘어졌다면, 목표 체중에 도달한 후 최소 6개월 정도는 기다려 보는 것이 좋다.

이 시기 동안 신체는 여전히 적응 중이며, 출산 후처럼 시간이 지나면서 자연스럽게 피부가 회복될 가능성도 있기 때문이다.

최종적인 피부 상태는 다음과 같은 요인들에 따라 달라질 수 있다:

- 나이: 젊을수록 탄력이 빨리 회복된다.
- 과체중 상태였던 기간: 기간이 짧을수록 회복 가능성이 높다.
- 감량 속도: 급격한 감량은 피부가 적응할 시간을 주지 않아 처짐을 악화시킬 수 있다.

일반적으로 감량 이후 6개월이 지나면 피부 변화가 거의 마무리된다.

기꺼이 나누고 싶은 사람이 있는 반면, 전혀 이야기하고 싶지 않은 사람도 있다. 체중이 줄었는데 아무도 언급하지 않아 서운해하는 고객도 있지만, 오히려 다이어트 이야기가 나와서 불편해하는 사람도 있다. 개인차가 크므로 미리 대답을 준비해두면 좋다.

나는 다이어트 과정을 자세히 공유하고 싶지 않았다. 너무 사적인 여정이었기에 혼자만의 경험으로 간직하고 싶었다. 본인의 방법을 상세히 나누고 싶다면 그렇게 해도 좋다.

나는 "감정에 휘둘리지 않고 식사하는 방법을 배웠어요"라고 정중하게 답했다. 이는 핵심을 전달하면서도 사적인 영역을 지킬 수 있는 대답이었다. 이렇게 하면 구체적인 탄수화물 섭취량이나 운동 빈도 같은 추가 질문을 피하면서도, 상대방의 궁금증을 어느 정도 해소할 수 있었다. 나처럼 체중 감량에 관한 질문이 부담스럽다면 내 대처법을 참고해보자.

음식에서 자유로워지는 여정, 이제 시작하자

의사 동료들은 과체중 환자와 다이어트 문제를 논의하는 것을 어려워한다. 이야기 꺼내기가 주저되거나(빡빡한 진료 시간 때문에), 적절한 조언을 하지 못할까 봐, 혹은 환자가 원치 않는 대화를 시작할까 봐 걱정한다. 실제로 체중과 관련 없는 증상을 호소했는데도 의사가 단순히 비만 때문이라고 단정 지은 경험을 가진 환자가 많다.

나는 오늘날 의사들이 받는 다방면의 엄청난 압박을 누구보다 잘 안다. 대부분은 환자의 감정을 배려하면서 도움을 주고 싶어 한다. 체중 문제를 겪어보지 않은 의사라면, 의도와 달리 환자에게 잔소리하거나 위협하거나 두려움을 주는 것처럼 보일 수 있다. 이는 분명 의사가 바라는 바가 아닐 것이다. 체중 감량은 단순히 적게 먹고 많이 움직이는 것 이상의 문제라는 점을 기억하자. 체중 문제를 언급하고 해결책을 제시하기 전에 "다이어트 상담을 받아본 적이 있나요? 오늘 이 주제로 이야기해도 될까요?"라고 동의를 구하자. 마찬가지로 환자들도 의사가 동의를 구하지 않고 체중 이야기를 꺼낸다면 "지금은 그 얘기를 하고 싶지 않습니다"라고 자유롭게 말할 수 있다. 자기 몸은 자신이 가장 잘 알며, 무엇을 할지 말지, 어떤 대화를 나눌지 스스로 선택할 수 있다는 점을 기억하자.

이 정보가 도움될 만한 친구나 가족이 있다면 이 책이나 책의 개념을 공유해도 좋다. 단, 그들이 더 자세한 내용을 원하는지 먼저 확인하자. 체중과 과식으로 고민하는 사람이 문제의 실제 원인을 찾고 극복 방법을 발견하는 것보다 더 기쁜 일은 없을 것이다.

모든 준비가 끝날 때까지 미루거나 시간이 얼마나 걸릴지 염려하지 말자. 지금 이 순간이야말로 변화를 시작하기에 가장 적절한 때다. 스스로를 신뢰하며 가장 든든한 지지자가 되어주자. 음식의 굴레에서 벗어나 진정한 자유와 평화를 누리는 새로운 삶이 당신을 기다리고 있다.

감사의 말

책 쓰기는 결코 쉬운 여정이 아니었다. 책을 쓰겠다는 생각도, "내 안에 책 한 권쯤은 있다"는 믿음도 없었던 나에게 이 책의 탄생은 기적과도 같다. 실로 이 책은 많은 이들의 협력으로 완성되었다.

처음 집필을 제안해준 나오미 앨더먼, 그 제안을 실현할 수 있도록 처음부터 코칭해준 브룩 카스티요에게 감사드린다. 누구도 확신하지 못할 때 이 책의 가치를 알아봐 준 메건 스티븐슨, 늘 긍정적이고 따뜻한 격려를 보내준, 내가 아는 가장 친절한 에이전트 에린 캘러프스키에게도 감사한다. 자신감 없는 나에게 용기를 주고 집필의 즐거움을 알게 해준 '책 조언자' 제너 글렛처, 창작의 자유를 주고 내 글을 더 나은 형태로 다듬어준 출판인이자 편집자 나나 투머시, 그리고 밸런스 출판사의 모든 팀원들에게 감사드린다.

수많은 친구와 코치들이 각자의 방식으로 도움을 주었다. 시라 길, 벳시 젠슨, 몰리 클레어, 조디 무어, 스테프 헨들, 마를렌 맥넬리, 앤 페퍼, 멜라니 페이, 브리타니 나브로츠키, 에린 에이퀸에게 감사한다. 특히 소중한 친구이자 때때로 나의 코치가 되어준 주디스 게이튼과 베브 애런에게 특별한 감사를 전한다.

집필에 몰두하는 동안 〈바쁜 의사를 위한 다이어트〉 프로그램이 원활히 운영되도록 힘써준 모든 팀원들, 특히 린 그로건, 크리스틴 브라운, 캐시 리베라에게 감사드린다.

체중 감량 연구를 통해 이 프로그램의 효과를 입증해 준 마리아 우드워드 박사, 엘리사 보든 박사, 안드레아 무어 박사께 감사드린다. 이 책의 근간이 된 아이디어는 이분들로부터 시작되었다. 이들의 선견지명과 전문성, 실행력에 깊이 감사드린다. 특히 의학적 정확성을 검토해주신 무어 박사께 각별한 감사를 전한다.

바쁜 시기에도 내 이야기에 귀 기울여주고 이 책의 첫 독자가 되어준 남편 매트에게 감사한다. 언제나 내 삶의 빛이 되어주고 웃음을 선사하는 사랑하는 세 아이에게도 고마움을 전한다.

참고 문헌

들어가며

Obesity Treatments, UCSF Health, https://www.ucsfhealth.org/en/conditions/obesity/treatment.

1장

American Academy of Pediatrics Committee on Nutrition. "The Use and Misuse of Fruit Juice in Pediatrics." *Pediatrics* 107, no. 5 (May 2001): 1210–13. https://pediatrics.aappublications.org/content/107/5/1210. doi: 10.1542/peds.107.5.1210.

Baltazar, Amanda. "Snack Sales Soar in Pandemic." *Winsight Grocery Business*, March 19, 2021. https://www.winsightgrocerybusiness.com/center-store/snack-sales-soar-pandemic.

Fung, Jason. "Fasting Myths." Diet Doctor, December 19, 2016. https://www.dietdoctor.com/fasting-myths.

Katrandjian, Olivia. "Study Finds 55 Percent of Nurses Are Overweight or Obese." ABC News, January 30, 2012. https://abcnews.go.com/Health/study-finds-55-percent-nurses-overweight-obese/story?id=15472375.

Peckham, Carol. "Medscape Lifestyle Report 2017: Race and Ethnicity, Bias and

Burnout." Medscape, January 11, 2017. www.medscape.com/features/slideshow/lifestyle/2017/overview.

Popkin, Barry M., and Corinna Hawkes. "Sweetening of the Global Diet, Particularly Beverages: Patterns, Trends, and Policy Responses." *Lancet*, December 1, 2015. https://doi.org/10.1016/S2213-8587(15)00419-2.

2장

Abramovich, Giselle. "If You Think Email Is Dead, Think Again." CMO by Adobe, September 8, 2019. https://blog.adobe.com/en/publish/2019/09/08/if-you-think-email-is-dead—think-again.html#gs.er5u4z.

Edge, Lisa. "Super Bowl Sunday Means Big Business for Food Industry." ABC15 News, February 5, 2011. https://wpde.com/news/local/super-bowl-sunday-means-big-business-for-food-industry?id=577049.

Gropper, Sareen S., Karla P. Simmons, Lenda Jo Connell, and Pamela V. Ulrich. "Changes in Body Weight, Composition, and Shape: A 4-Year Study of College Students." *Applied Physiology, Nutrition, and Metabolism* 37, no. 6 (September 17, 2012). https://doi.org/10.1139/h2012-139.

4장

Barnicoat, Becky, Patrick Kingsley, and Emine Saner. "Olympic Bodies: British Athletes—in Pictures." *Guardian*, July 6, 2012. https://www.theguardian.com/sport/gallery/2012/jul/06/olympic-bodies-in-pictures.

Breus, Michael J. "Eating at Night Disrupts Sleep." HuffPost, July 29, 2015. https://www.huffpost.com/entry/eating-at-night-disrupts-sleep_b_7867760.

Crispim, Cibele Aparecida, Ioná Zalcman Zimberg, Bruno Gomes dos Reis, Rafael Marques Diniz, Sérgio Tufik, and Marco Túlio de Mello. "Relationship between Food Intake and Sleep Pattern in Healthy Individuals." *Journal of Clinical Sleep Medicine* 7, no. 6 (December 15, 2011): 659–64. doi: 10.5664/jcsm.1476.

MacDonald, Ann. "Why Eating Slowly May Help You Feel Full Faster." Harvard Health Blog, October 19, 2010. https://www.health.harvard.edu/blog/why-eating-slowly-may-help-you-feel-full-faster-20101019605.

Ridley, Mike. "Team GB Shooter Amber Hill's Gone from Chubby Child to Olympic Beauty." *Sun*, August 3, 2012. https://www.thesun.co.uk/sport/1549491/team-gb-shooter-amber-hills-gone-from-chubby-child-to-olympic-beauty/.

5장

Centers for Disease Control and Prevention. "Get the Facts: Added Sugars." CDC Fact Sheet, reviewed May 2021. https://www.cdc.gov/nutrition/data-statistics/added-sugars.html.
Gameau, Damon. That Sugar Film, 2014. https://www.imdb.com/title/tt3892434/.
Minich, Deanna. "Chew Your Food for Brain Health." Dr. Deanna Minich Blog, July 31, 2017. https://deannaminich.com/chew-your-food-for-brain-health/.
National Institute on Aging. "Research on Intermittent Fasting Shows Health Benefits." February 27, 2020. https://www.nia.nih.gov/news/research-intermittent-fasting-shows-health-benefits.

6장

US Food and Drug Administration. FDA Raw Fruits Poster, December 13, 2017. https://www.fda.gov/food/food-labeling-nutrition/raw-fruits-poster-text-version-accessible-version.

7장

Pontzer, Herman, Yosuke Yamada, Hiroyuki Sagayama, Philip N. Ainslie, Lene F. Andersen, Liam J. Anderson, Lenore Arab et al. "Daily Energy Expenditure through the Human Life Course." Science 373, no. 6556 (2021): 808–12. doi: 10.1126/*science*.abe5017.

8장

Barbash, Elyssa. "Different Types of Trauma: Small 't' versus Large 'T'." Psychology Today 13 (March 13, 2017). https://www.psychologytoday.com/us/blog/trauma-and-hope/201703/different-types-trauma-small-t-versus-large-t.
Harvard Medical School. "Why People Become Overweight." Harvard Health

Publishing, June 24, 2019. https://www.health.harvard.edu/staying-healthy/why-people-become-overweight.

9장

Bach, Donna, Gary Groesbeck, Peta Stapleton, Rebecca Sims, Katharina Blickheuser, and Dawson Church. "Clinical EFT (Emotional Freedom Techniques) Improves Multiple Physiological Markers of Health." *Journal of Evidence-Based Integrative Medicine* 24 (2019): 2515690X18823691. https://www.ncbi.nlm.nih.gov/pmc/articles/PMC6381429/. doi:10.1177/2515690X18823691.

Berceli, David. "Tension and Trauma Releasing Exercises." TRE For All, November 26, 2019. https://traumaprevention.com/.

Church, Dawson, Garret Yount, and Audrey J. Brooks. "The Effect of Emotional Freedom Techniques on Stress Biochemistry: A Randomized Controlled Trial." *Journal of Nervous and Mental Disease* 200, no. 10 (October 2012): 891–96. https://pubmed.ncbi.nlm.nih.gov/22986277/. doi: 10.1097/NMD.0b013e31826b9fc1. PMID: 22986277.

Konnikova, Maria. "What's Lost as Handwriting Fades." New York Times, June 2, 2014. https://www.nytimes.com/2014/06/03/science/whats-lost-as-handwriting-fades.html.

Stapleton, Peta, Craig Buchan, Ian Mitchell, Yasmin McGrath, Paul Gorton, and Brett Carter. "An Initial Investigation of Neural Changes in Overweight Adults with Food Cravings after Emotional Freedom Techniques." *OBM Integrative and Complementary Medicine* 4, no. 1 (2019):14. http://www.lidsen.com/journals/icm/icm-04-01-010. doi:10.21926/obm.icm.1901010.

11장

Hill, Jonah. Instagram post. February 26, 2021. www.instagram.com/p/CLx6aMiFB-B.

추천 자료

더 많은 자료는 다음 웹사이트에서 확인할 수 있다.

katrinaubellmd.com/bookresources

추천 도서

- 제이슨 펑, 『비만코드 The Obesity Code』(시그마북스, 2018)
- 니나 타이숄스, 『지방의 역설 The Big Fat Surprise』(시대의창, 2016)
- 베셀 반데어 콜크, 《몸은 기억한다 The Body Keeps the Score》(을유문화사, 2020)

— 부록 —

'의사를 위한 다이어트 프로그램'

2021년 1월

연구팀은 아래 연구자들과 함께 2021년 "의사를 위한 다이어트 프로그램 Weight Loss for Doctors Only program, WLDO" 시작과 종료 시점에 여성 의사들을 대상으로 설문조사를 진행했다. 물론, 이 연구는 모든 참가자들의 동의를 받았다.

연구 참가자의 특성

총 126명이 참여했으며, 이 중 122명이 연구에 동의하고 시작 시점 설문을 작성했다. 종료 시점에 두 번째 설문을 작성한 참가자는 64명(50.8퍼센트)이었다. 최종 설문 완료 여부에 따른 참가자 특성 차이를 분석하기 위해 모든 대상자의 특성을 표 1a에 제시했다. 표 1b에는 최종 설문까지 완료하여 전체 자료를 제공한 참가자들의 특성을 정리했다.

표 1a. 2021년 1월 코호트 연구 시작 시점의 참가자 인구통계학적 특성
(프로그램 완료 전후 자료 제공 여부에 따른 차이)

	프로그램 종료 자료 미제출군	프로그램 종료 자료 제출군	p-값
총참가자 수(N)	58	64	
연령(세), 평균±표준편차	42.3±7.8	42.3±7.0	0.90
체질량지수(킬로그램/m²), 평균±표준편차	29.9±4.9	30.9±6.4	0.49
체중(킬로그램), 평균±표준편차	81.8±15.6	85.5±17.4	0.17
목표 체중(킬로그램), 평균±표준편차	62.3±6.6	65.3±8.4	0.04
목표 감량 체중(킬로그램), 평균±표준편차	19.4±12.1	20.1±12.5	0.70
허리둘레(인치), 평균±표준편차	37.7±5.2	38.5±6.2	0.65
척도(PSS4) 점수, 평균±표준편차	7.1±2.7	7.0±2.8	0.94
인종 구분, n/응답자(퍼센트)			
백인	49/57 (86.0)	56/63 (88.9)	0.66
흑인/아프리카계 미국인	2/57(3.5)	0(0.0)	
아시아인	4/57(7.0)	5/63(7.9)	
히스패닉	1/57(1.8)	1/63(1.6)	
아메리카 원주민/알래스카 원주민	1/57(1.8)	0(0.0)	
복합 인종	0(0.0)	1/63(1.6)	
인종: 백인, n/총참가자(퍼센트)	49/58(86.0)	56/64(88.9)	0.63
SF1 건강상태, n/N(퍼센트)			
나쁨	1/58(1.7)	0(0.0)	0.86
보통	8/58(13.8)	8/64(12.5)	
양호	26/58(44.8)	29/64(45.3)	
매우 양호	18/58(31.0)	20/64(31.3)	
최상	5/58(8.6)	7/64(10.9)	

* 연속변수의 p-값은 윌콕슨 순위합 검정, 인종 구분의 p-값은 피셔 정확 검정, 기타 범주형 변수의 p-값은 카이제곱 검정으로 산출함

결과

프로그램 종료 시점의 최종 설문 작성 여부에 따른 참가자들의 기초 특성은 유의한 차이가 없었다. 아래는 프로그램 시작과 종료 시점의 설문을 모두 완료한 참가자들의 결과다.

표 1b. 2021년 1월 연구에서 전체 자료를 제공한 코호트의 특성

	평균±표준편차	중앙값	범위
전체 참가자 수(N)	64	41.0	32.0-61.0
연령(세)	42.3±7.0	66.0	57.3-72.0
신장(센티미터)	166.6±7.4	76.2	54.1-152.1
시작 시점 체질량지수 (킬로그램/m²)	30.9±6.4	26.9	18.9-47.9
종료 시점 체질량지수 (킬로그램/m²)	27.8±5.1	26.9	138.6-349.0
시작 시점 체중(킬로그램)	85.5±17.4	81.3	124.0-280.0
종료 시점 체중(킬로그램)	76.8±13.9	74.6	29.0-64.0
시작 시점 허리둘레(인치)	38.5±6.2	37.8	27.0-52.0
종료 시점 허리둘레(인치)	34.9±5.4	34.0	100.0-200.0
목표 체중(킬로그램)	65.3±8.4	63.5	8.0-149.0
목표 감량 체중(킬로그램)[a]	20.1±12.5	17.9	-7.5-80.0
목표 체중과의 차이(킬로그램)[b]	11.5±9.6	8.8	
인종 분포	n/N(퍼센트)		
백인	56/63(88.9)		
아시아인	5/63(7.9)		
히스패닉	1/63(1.6)		
복합인종	1/63(1.6)		

* a 시작 시점 체중-목표 체중
  b 종료 시점 체중-목표 체중

프로그램 시작과 종료 시점의 설문을 모두 완료한 참가자들의 평균 연령은 42세, 체질량지수는 31, 체중은 85.5킬로그램, 허리둘레는 38.5인치였다. 인종 구성은 백인이 89퍼센트, 아시아인이 8퍼센트, 기타 인종이 3퍼센트였다.

참가자의 체중 감량

프로그램 시작과 종료 시점의 설문을 모두 완료한 참가자들의 체질량지수(BMI), 체중, 허리둘레 변화를 분석했다. 연구의 성공 기준은 체중 5퍼센트 이상 감량과 허리둘레 88cm 미만 달성으로 설정했다. 이 기준은 비만 관련 만성질환의 위험을 낮추는 데 효과적이라는 선행 연구 결과에 기반한 것이다.

표 2. 신체 측정값 변화

	시작 시점 (평균±표준편차)	종료 시점 (평균±표준편차)	p-값
체질량지수(BMI)	30.9±6.4	27.8±5.1	<0.0001
체질량지수 변화[a]/(범위: -1.2~12.0)	3.1±2.4 (범위 -1.2~12.0)		
체중(킬로그램)	85.5±17.4	76.6±13.9	<0.0001
체중 변화[a]/(범위: -6.3~70.0)	19.0±14.5(범위 -6.3~70.0)		
허리둘레(인치)	38.5±6.2	34.9±5.4	<0.0001
허리둘레 변화[a]/(범위: -5~12)	3.6±2.8(-5~12)		

* p-값은 대응표본 t-검정으로 산출
  a 시작 시점 값 - 종료 시점 값

표 3. 체중과 허리둘레 변화

	평균±표준편차	중앙값	범위
체중 감량률(퍼센트)	9.6±5.7	9.5	-3.3~23.1
5퍼센트 이상 체중 감량 달성자, 퍼센트(n)	79.7퍼센트(64명 중 51명)		
시작 시점 허리둘레 88cm 미만자, 퍼센트(n)	31.3퍼센트(64명 중 20명)		
종료 시점 허리둘레 88cm 미만자, 퍼센트(n)	56.25퍼센트(64명 중 36명)		

그림 1. 시작 시점 체중과 감량률 관계
(프로그램 완료 전후 자료 전체 제공 참가자)

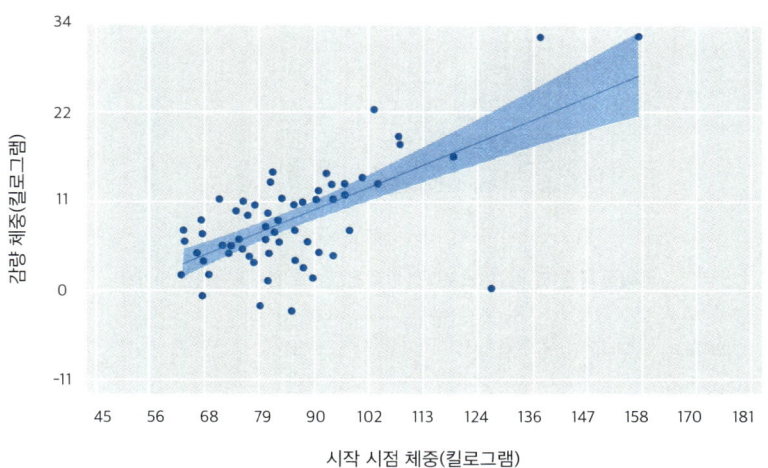

그림 2. 체질량지수, 체중, 허리둘레의 변화

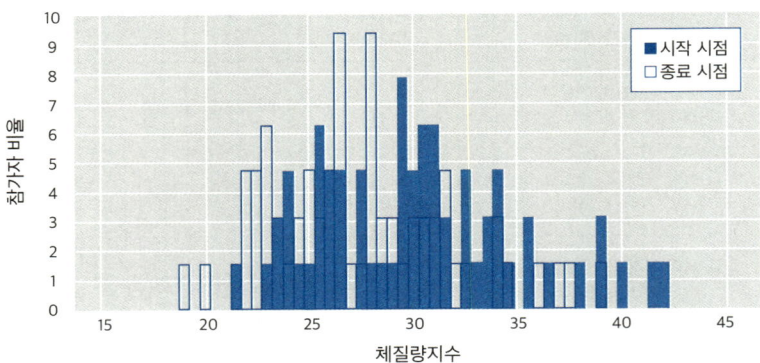

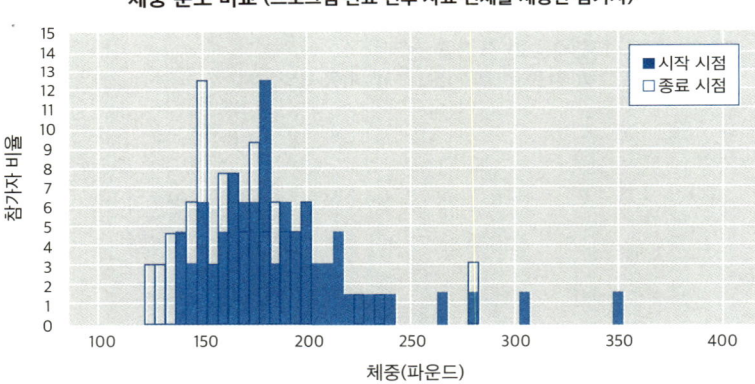

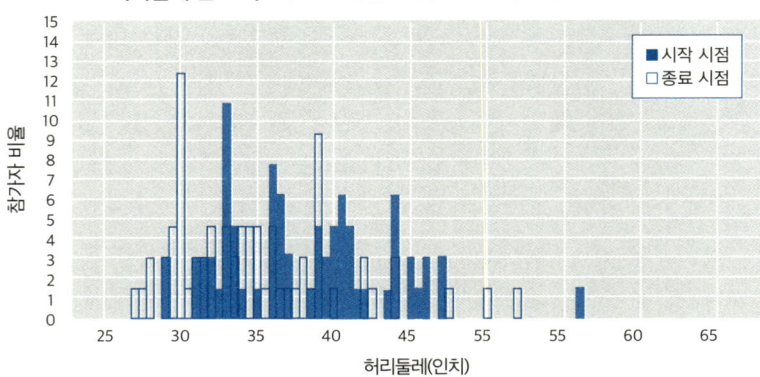

결과 요약

프로그램 결과 분석에 따르면 참가자들의 체질량지수는 평균 3포인트 감소했고, 체중은 평균 9.6퍼센트(8.6킬로그램) 감소했다. 전체 참가자의 80퍼센트가 체중을 5퍼센트 이상 감량했다. 허리둘레는 평균 3.6인치 감소했으며, 허리둘레 88cm 미만 도달자 비율이 크게 증가했다. 모든 결과는 통계적으로 유의했다.

주관적 건강상태

참가자들은 본인의 건강 상태를 최상, 매우 양호, 양호, 보통, 나쁨 중에서 평가했다. 이러한 주관적 건강평가는 다른 연구에서 질병 발생률 및 사망률과 연관성이 있는 것으로 나타났다.

표 4. 참가자의 주관적 건강상태 변화

	시작(퍼센트)	종료(퍼센트)	p-값
나쁨	0(0.0)	0(0.0)	0.0001
보통	8/64(12.5)	1/64(1.6)	
양호	29/64(45.3)	12/64(188)	
매우 양호	20/64(31.3)	34/64(53.1)	
최상	7/64(10.9)	17/64(26.6)	

* p-값은 피셔 정확 검정으로 산출

결과

참가자의 주관적 건강상태는 '최상' 또는 '매우 양호' 응답이 시작 시점 41퍼센트에서 종료 시점 79퍼센트로 증가했다.

표 5. 참가자의 주관적 건강상태 변화 상세

		시작 시점 SF1 등급				
		최상	매우 양호	양호	보통	나쁨
종료 시점 SF1 등급	최상	7(11)	0(0)	0(0)	0(0)	0(0)
	매우 양호	7(11)	12(19)	1(2)	0(0)	0(0)
	양호	2(3)	18(28)	8(13)	1(2)	0(0)
	보통	1(2)	4(6)	3(5)	0(0)	0(0)
	나쁨	0(0)	0(0)	0(0)	0(0)	0(0)

스트레스 수준

지각된 스트레스 척도(PSS)는 지난 한 달간의 스트레스 상황에 대한 개인의 평가를 측정하는 신뢰성 있는 심리 설문도구다. PSS4 점수는 0점(최저 스트레스)에서 16점(최고 스트레스) 범위다.

그림 3. 참가자의 스트레스 수준 분포 비교

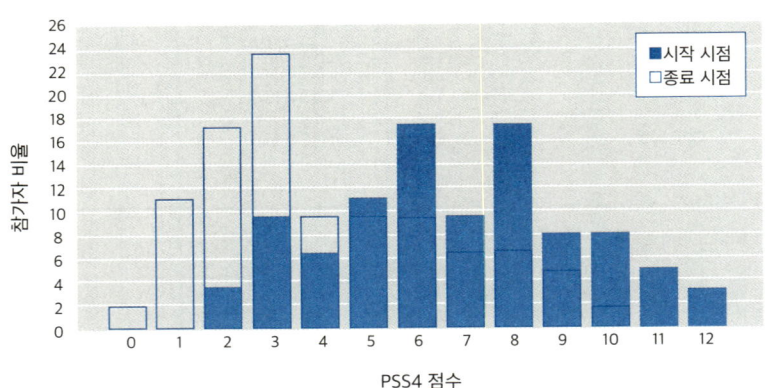

	시작 시점 평균± 표준편차	중앙값	범위	종료 시점 평균± 표준편차	중앙값	범위	p-값
PSS4 점수	7.0±2.8	7.0	2.0~14.0	4.1±2.5	3.0	0.0~10.0	<0.0001

* p-값은 대응표본 t-검정으로 산출

결과

참가자들의 스트레스 수준은 시작 시점 중등도(평균 7점)에서 종료 시점 유의하게 감소했다(평균 4점, p<0.0001).

종합 결과

2021년 1월 WLDO 프로그램 참가자들은 모든 측정 지표에서 유의한 개선을 보였다. 주로 중년 백인 여성이었으며 시작 시점 평균 체질량지수는 30이었다. 평균 19파운드(체질량지수 3포인트) 감량했고, 80퍼센트가 6개월 동안 체중의 5퍼센트 이상을 감량했다. 또한 전반적인 건강상태가 개선되고 스트레스가 감소했다고 보고했다.

쓸모 많은 뇌과학 • 12

다이어트의 뇌과학

1판 1쇄 발행 2025년 6월 26일

지은이 카트리나 우벨
옮긴이 장혜인
발행인 박명곤 **CEO** 박지성 **CFO** 김영은
기획편집1팀 채대광, 백환희, 이상지, 김진호
기획편집2팀 박일귀, 이은빈, 강민형, 박고은
기획편집3팀 이승미, 김윤아, 이지은
디자인팀 구경표, 유채민, 윤신혜, 임지선
마케팅팀 임우열, 김은지, 전상미, 이호, 최고은

펴낸곳 (주)현대지성
출판등록 제406-2014-000124호
전화 070-7791-2136 **팩스** 0303-3444-2136
주소 서울시 강서구 마곡중앙6로 40, 장흥빌딩 10층
홈페이지 www.hdjisung.com **이메일** support@hdjisung.com
제작처 영신사

ⓒ 현대지성 2025

※ 이 책은 저작권법에 따라 보호받는 저작물이므로 무단 전재와 복제를 금합니다.
※ 잘못 만들어진 책은 구입하신 서점에서 교환해드립니다.

"Curious and Creative people make Inspiring Contents"
현대지성은 여러분의 의견 하나하나를 소중히 받고 있습니다.
원고 투고, 오탈자 제보, 제휴 제안은 support@hdjisung.com으로 보내주세요.

현대지성 홈페이지

이 책을 만든 사람들
기획·편집 채대광 **디자인** 윤신혜